脳卒中が拓いた私の人生

社会参加を目指した
言語聴覚士の物語

関 啓子
SEKI KEIKO

幻冬舎MC

脳卒中が拓いた私の人生

～社会参加を目指した言語聴覚士の物語～

目次

はじめに

私は国家資格化されるずっと以前から40年以上にわたって活動してきた言語聴覚士です。言語聴覚士（Speech Therapist、以後ＳＴ）という仕事は、人間が持ち得た素晴らしい言語という極上の精神機能に着目し、その周辺の認知機能と連携させることで、よりその人らしく心豊かに過ごせるよう人々の生活を支える専門職です。大学時代にこの仕事を知って、私はこれがまさに私の天職と確信し、ＳＴであることに誇りをもって歩んできました。

私はまた、人生の途上で脳卒中に襲われた当事者でもあります。15年前、単身赴任先の神戸で脳卒中に襲われた様子を拙著２冊[(1)(2)]に述べています。私は既に専門的知識を持ちこれまでこうした方々と関わってきた専門職の立場から、自分と同じような状況になった同病者ご本人とご家族、支援者に参考にしていただきたいと願いつつ、発症直後から動画や日記として克明に記録したものを不十分ながらまとめました。

発症から15年経過した現在、私は利き手の麻痺と感覚障害が残るものの、発話障害や注意障害などその他の障害は少しずつ以前の状態に戻りつつあります。コロナ禍を脱し、私は過去を振り返って、この病気が私にもたらした意味を考えました。STという国家資格を得るまでに辿った長い道のりや発症後に広がった視野と人脈などすべてのエピソードが、まるでパズルのピースのように運命的にぴったりとはまって大きな作品を構成していると感じ、偶然を超越した過程に感動しました。そして、隅々まで予定されたかのような私のST人生の集大成として本書を書きました。これを今脳損傷後遺症と闘っているすべての方に贈ります。本書が既出版の書籍において私が強調してきた重要ポイント「知識」「病識」「意識」への読者の気づきを高め、皆さんの励みになりますことを期待します。

（1）『「話せない」と言えるまで　言語聴覚士を襲った高次脳機能障害』医学書院、2013
（2）関啓子『まさか、この私が　脳卒中からの生還』教文館、2014

第一部

社会に飛び出せ

―数奇な私の人生―

ここ数日急激に寒くなり、服装も長袖に替える季節が到来しました。脳梗塞を発症した２００９年の冬以来15回目の長袖の季節を、麻痺で未だに動かしにくい左肘を長袖に通すことに苦労しながら、いつになったらこの腕が自由に動くようになってこんな非効率な苦労が報われる日が来るのだろうかとため息をつく私です。ほとんどの当事者は衣服の着脱が大変ということしか言わないけれど、大変さというものは、その先の「どういうところが」「どんな時に」「どんなふうに」大変か、そのために「どんな気持ちになるか」を具体的に言わなければ、周囲の人に現実を理解してもらえないかが、長期間を経てだんだん私にもわかりかけています。しかも、この私は、発症前、麻痺した左手で球技を始め日常生活のほとんどすべての動作を行っていた完璧な「左利き」です。左手が麻痺していることで服が引っ張られ、攣ったりせずに左右均等に着られないことも、左肘が体から飛び出て周囲の物や人に触れ、落としたり倒したり当てたりすることも、「たすき掛け」したバッグの肩紐が襟付きのコートの襟を裏返してしまって身なりがだらしなく見えてしまうことも、更衣・トイレ時に反対側の左腰まで腕を伸ばして下衣を引き上げにくいことも、すべて左利き左麻痺者の泣き所と感じています。発症時には気づきませんでしたが、こんな些細な「左利き」という要因が私の発話面の回復を阻害する極めて重要なポイントだったのです。この「利き手と発話障害の謎」に関する話は後ほどまとめて詳しく述べようと思います。

I. 突き進む「言語」の道

言語聴覚士を目指して

まずは、改めて、自己紹介したいと思います。私は大学3年だった1974年、言語学の特別授業で先に社会人になりこの臨床活動のパイオニアとして既に活躍しておられた先輩から失語症について説明を聞く機会がありました。何しろビデオのような録画再生機器のない時代のこと、私は「失語症」の方の話し方や内容がどんな様子かイメージすることができませんでした。この話に興味を持ったので、詳しく知りたい一心で見学を申し出て、出かけた先の先輩の所属病院で、生まれて初めて「失語症」の方の話し方を直接耳にして、とてつもなく大きな衝撃を受けました。その衝撃はいわば「啓示」とも表現でき、私は探し求めていた自分の道をついに発見したように思いました。そして、先輩の実践していた仕事を今後の日本社会に必要とされる貴重な活動と実感し、これを自分の職業にすることを決意して今年で50年、ひたすらこの道を進んできました。本書では私が人生をかけ誇りをもって従事してきたこの仕事を言語聴覚士（Speech Therapist、略称ST）と呼びます。STは話すこと・聞くこと・相手の話を理解すること・食べることなど、数ある生き物のうち人間だけに授かった「言葉」を用いたコミュニケーションと、それを支える聴覚・音声・認知機能の障害に対応する専門職です。

それから長い年月が経ち、失語症などの高次の認知機能の障害、いわゆる高次脳機能障害の臨床と研究・教育に長年打ち込んできてリハビリの業界内で徐々に名前が知られるようになったその当人が、２００９年に脳卒中に襲われたことはかなり衝撃的なニュースとして同業者の間に広まったと聞きます。

この仕事に興味を持ってくださる方の参考になればと思い、私のSTとしての山あり谷ありの数奇な人生と、対象としてきた病気である脳卒中罹患後の思いと生き方をこれからさらに詳しく述べようと思います。かなり長くはなりますが、ご興味おありの方にご一読いただけたら幸いです。

私が言語の専門家ＳＴを志望した当時は国家資格も正式名称もなく、この仕事は「言語治療士」や「言語療法士」や「言葉の先生」、さらに「勉強の先生」や「ゴックンの先生」などとも呼ばれ、社会的評価も保障も収入も極めてささやかなものでしたが、私は真剣でした。当時はあまり知られていなかったこの仕事は、今では中学生にも認知されるようになったようで、私は「13歳のハローワーク公式サイト[1]」で２０２４年3月中にアクセスされた「人気職業ランキング」の7位（前年の28位から大躍進）に輝いたことを最近知って大変誇らしく思いました。

その２年前にキリスト教信仰を持った私は「人の役に立つ仕事に就きたい」と就職先を検討中だったこととも関係するかもしれません。「私という人間は未熟ではあるけれど、これから何らかの専門的知識を獲得し、それを用いて誰かの役に立てる仕事を見つけたい。できれば、その後の人生をかけ情熱をもって取り組めるようなものがいいな」と、学業の傍らいつも考えていました。

言語聴覚士（ＳＴ）は同じリハビリテーション領域のセラピストである理学療法士（ＰＴ）や作業療法士（ＯＴ）などの国家が認めた専門職に30年遅れて１９９７年に国家資格化されましたが、わずか二十歳そこそこで人生経験が少なく未熟だった私は、今後到来する高齢社会において「相互理解のために欠かせない深い人間性」と「この社会に関する幅広い知識・経験」が重要と考え、専門教育を受ける前に今後歩むべき道を自分に用意しました。よくぞこんなに計画的な行動ができたものだと、今更ながら若き日の自分の挑戦に感心します。なぜなら、私は将来STとして働くために必須と思われる要件を大胆にも予想し、それらに対応可能な人材になろうというこんなにも壮大な計画を企てたのですから。

具体的には、まず大学の残り期間を使って学業を継続し卒業するために、以前から計画していた卒論執筆に必要なデータ収集を目的にスペインに留学し、家族や母国から遠く離れた異国での単身生活をしながら学部で学んだ社会言語学的フィールドワークを全土で実施すること、そして現地で出会う多くの人との交流を通し「幅広い人間性と自立性」を確立すること、さらには帰国後一般企業に入社し会社員生活を経験して社会を知ること、という短期的な計画を立てました。最後の「社会を知る」という計画は、社会というものがどのような業種やどんな種類の労働者で成立しているか、そこではどのような問題があるかというような「社会のしくみ」を理解しようというものでした。スペインから帰国後、大学卒

(1) ハローワーク「13歳のハローワーク公式サイト」人気職業ランキング

女子学生就職氷河期の中、女性を「お茶汲み」や「受付嬢」として配属するのではなく一人前の働き手と認め、後年の「総合職」に匹敵するレベルの待遇を保証してくれた某銀行に受け入れていただき、その行員として働きながら社会人生活を経験するという道を選びました。銀行での仕事は本店営業部の輸出関連業務で、外為専門銀行員として知識や世界の政治・経済情勢把握も必要で責任もあり毎日大変充実して忙しく仕事に追われ、手応え十分でした。外国為替の変動の結果、日本から遥か遠いスエズ運河やホルムズ海峡の閉鎖が論じられるような背景も知りました。世の中の会社の多くが年末年始休みに入っている大晦日に、年内に輸出業務を終えたいお客様のために、除夜の鐘の音を聞きながら仕事したことも懐かしく思い出します。

当時課内に二人の役職付き女性上司が配属されており、銀行のお仕着せ制服姿の私は、私服着用が許され外部の顧客と対等に交流しているように見えたこのお二人の働き方を女性キャリア形成のロールモデルとして強く憧れ、このお二人のようにずっとここで働き続けたいとも思ってはいました。当時、「女性の生き方」をテーマにした人気女性情報誌の取材を受けましたが、どちらの道も魅力的に見え捨て難いと思えた私は「体が二つあったら嬉しいのに」というようなことを述べた覚えがあります。それほど当時の私のＳＴ志望の意思は強固で、どんなに魅力的な誘いにもほとんど気持ちが動くことはありませんでした。そして、当時全国で唯一存在していた国立のＳＴ養成機関の設定した受験年齢上限ギリギリの30歳を目前にした29歳の時銀行を退職し、大勢の入学希望者に混じって難関と言われた試験をドキドキしつつ受け、一次の学科試験および二次の面接試験の２回にわたる関門の試験に辛うじて合格し、やっとの思いで入学許可されたわけです。

実を言うと、私は仕事が多忙すぎ主婦として家事もこなさねばならず、この養成校の受験準備をほとんどと言ってよいほどしていませんでした。そして、受験対策として推薦された国家公務員上級試験の過去問題集すら開く時間が取れず、いわば「ぶっつけ本番」の状態で受験したのです。ですから、受験時に試験会場に溢れるほど大勢の人を見て怖気づきドキドキしたのは当然の反応で、合格できたのは、私にとってほとんど奇跡に近い一大事でした。その時私は29歳、初めてＳＴという仕事を知り失語症専門の臨床家になりたいと思った21歳の時から８年が経過していました。そして、25歳で結婚した夫の応援を励みに、希望に溢れて第２の人生を歩み始めることになりました。

一人前のSTを目指した養成校での修行の日々

新婚時代、通学に電車一本約30分で通える便利な場所に新居を定めたのに、入学前に思いがけず養成校が遠方に移転という大番狂わせもありました。が、無事入学後、往復3時間をかけたマイカー通学で早朝から深夜まで時間割が授業でびっしり詰まった専門分野の勉強にどっぷり漬かった1年間（現在では未だ過密ながら2年間のカリキュラムが確立）を過ごし、何とか専門職への道を歩み出しました。当時は養成課程に関する「指定規則」（監督機関が定めた当該専門職用カリキュラムのこと）も「臨床実習」制度もなく、日本語で書かれた教科書すらなく、「基礎医学」として「解剖学・生理学」、「臨床医学」として「内科学」「小児科学」「精神医学」など、さらには「耳鼻咽喉科学」「リハビリテーション医学」「心理学」に至るまで各専門領域に造詣が深く高名な先生を授業にお迎えし、わかりやすく丁寧に教えていただきました。その後、私も学院の非常勤講師に加えていただき、発症後も「高次脳機能障害」の授業を継続しています。

そして、学生は小さな部屋に集合して自習用として指定された英語で書かれた

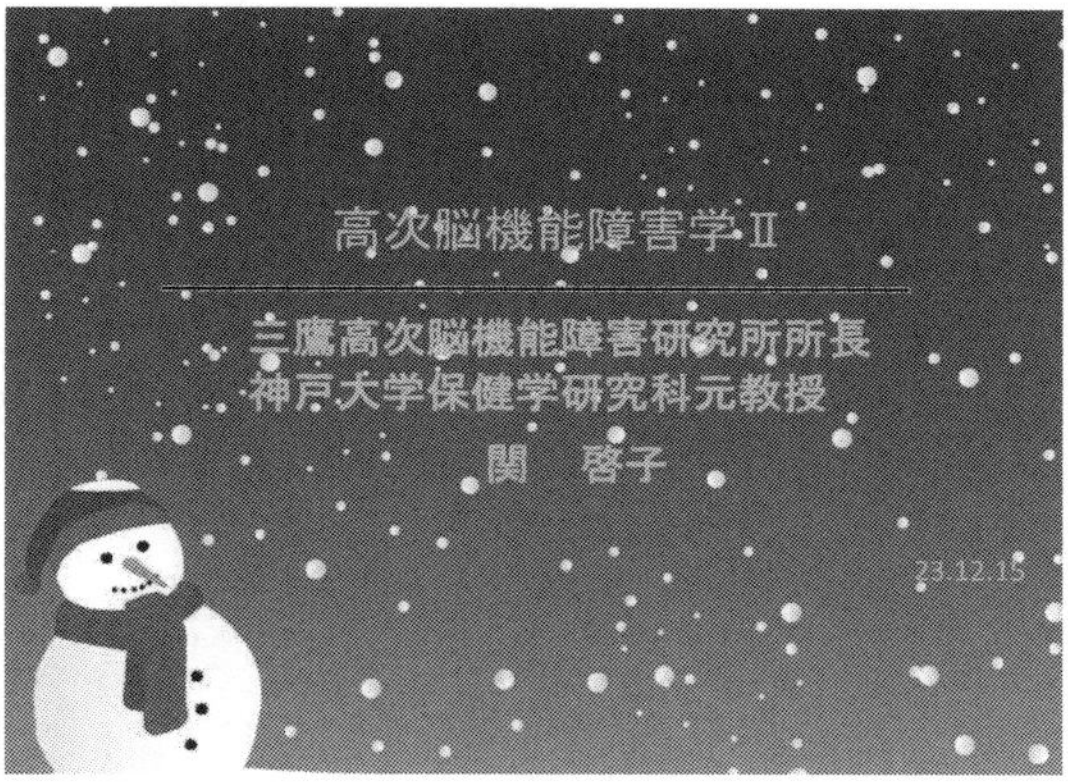

国立障害者リハビリテーションセンター学院（略称国リハ学院）授業スライド

論文や教科書などの資料を参考に、それらを和訳しながらひたすら勉強したことを覚えています。そのためか、授業料は申し訳ないくらい少額でした。

翌年の１９８３年に晴れて課程を卒業し、就職を希望した都立の医学研究所（東京都神経科学総合研究所〔略称 神経研〕）に入った私は、脳梁離断症候群など言語情報の脳内処理に関する先端的研究により大脳の左右各半球と言語機能の関係を理論的に解明した偉大な神経心理学者Ｓ先生の研究部門に配属され、さっそくご指導いただきました。

仕事を始めてまもないある時、私は超スロースピードで考え考え訥々と話すせいで

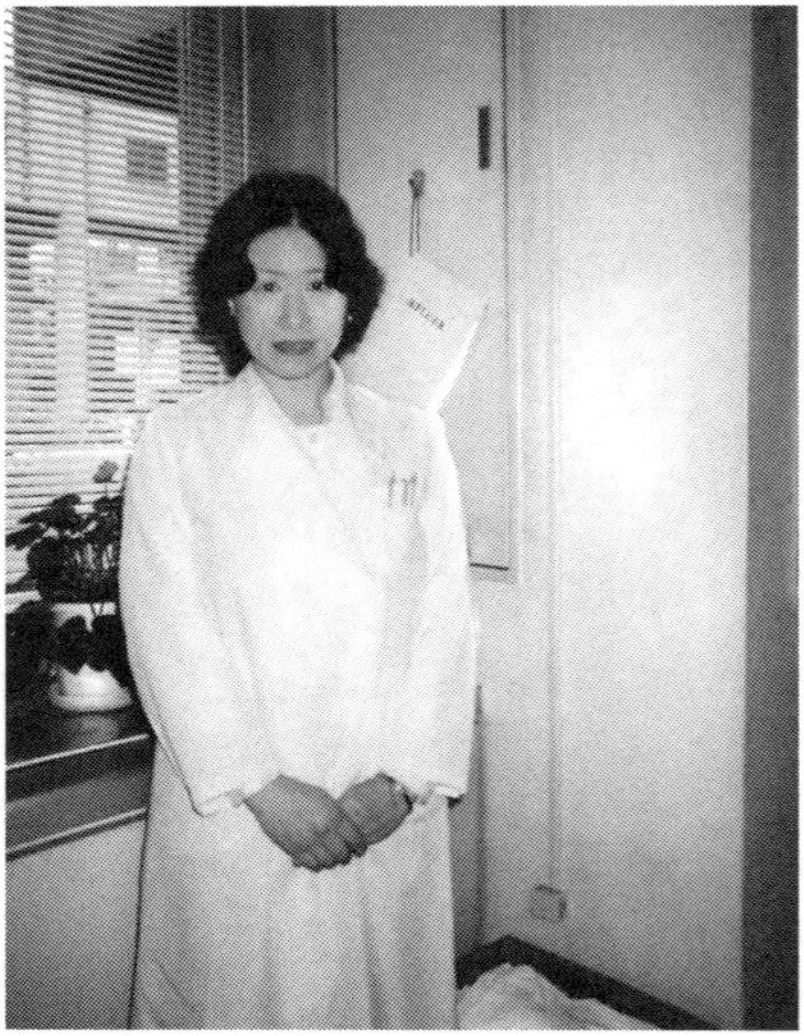
神経研時代の私

忙しい病棟看護師から「あまりにも話に時間がかかり言っていることも分からず理解不能で会話にならない」と叱責され落ち込んでいる失語症者と遭遇したことをきっかけに後日私のＳＴ人生を変えることになる大きなテーマに出会いました。コミュニケーション専門職として何とかこのような方が流暢に話せる方法を探してお助けしたいと思いあぐねて相談したＳ先生は海外の文献検索方法を教えてくださいました。この結果発見した技法こそ、神経研時代の私の活動を特徴づけることになったMelodic Intonation Therapy（ＭＩＴ）という非流暢タイプの失語症者向け発話流暢性改善技法[2]だったのです。

インターネットが発展途上だった当時、現在のようなインターネット経由の文献検索ツールはほぼなく、諸外国で進行中の研究を国内で知ることが極めて難しい状況でした。私が先生から学んだ方法は、研究所の図書室所有のその時点までに海外で発表された論文タイトルが掲載されているインデックスメディカスという分厚い本の中から論文タイトルを一つずつ追っていき、お目当ての論文を探し出すことでした。そして自分の検索目的に合致しそうな内容のタイトルの論文を探し出せたら、その論文の掲載誌が図書室の蔵書であるかをチェック（その可能性は極めて低い。図書室蔵書なら、掲載誌の書架に行って直接論文に当たることができる）し、所蔵していない場合は論文タイトルと著者名・掲載誌の巻号ページをメモし、図書室司書の担当者にコピー請求を海外に依頼して別刷が届くのを待つ、という途方もない苦労の末論文に対面するという流れでした。論文の到着を待つこと数か月、忘れた頃に別刷が届くという、今思えば非常に効率の悪いアナログ的な文献請求の方法でした。

届いた数編のＭＩＴと関連論文を手に入れた私は、これらの原版を検討し、日本語に翻訳するためその言語特質に応じた方法を考案し、本技法の日本語版

(2) Albert, M.L., Sparks, R.W., Helm-Estabrooks, N.A. Melodic Intonation Therapy for Aphasia Arch-Neurol29 130 -131, 1973

(MIT-J)[3]を開発することができました。また、神経研時代には、このＭＩＴ日本語版(MIT-J)と並行してもう一つの大きな仕事をしました。それは、国際的に定評のあるWestern Aphasia Battery(ＷＡＢ)という英語による失語症検査法の日本語版作製委員として、部門の関係者や国内の同業者とともにこの標準化・開発に関わったことです。言語検査の開発という性質上難しい内容で、私は夫の任地札幌(後述)でこの仕事に関与したのですが、１９８４年に日本語版が無事完成し、本邦3番目の失語症検査法として世に出すことができました。特に、私のライフワークとも言えるＭＩＴに関して、新卒の頼りないＳＴが患者さんとの出会いから始まり、わずか1年で技法を確立し効果を確認し論文化まで達成できたことは、大変思い出深い懐かしい出来事です。この成果はＳ先生の基礎的な手ほどきのおかげと言っても過言ではないと思います。この間には悲喜交々いろいろなことがありましたが、先生から事務能力を高く評価され信頼を受け長期にわたり温かく接していただき、自立した一人前の研究者にまで育てていただいたことに今では心から感謝しています。

しかし、「男性ではない、医師ではない、東大(出身)ではない」という「3ない」状態の私は、周囲が皆優秀な研究者ばかりのこの研究所内でたびたび悔しい思いを経験したのも事実です。そんな私を所内の大勢の同じような立場の仲間が惜しみなく応援してくれたのです。例えば、私が論文執筆途上で健常者のデータが必要になった際には、多くの所内の仲間が（それこそ守衛さんまでもが）、こぞって被験者として実験に協力を申し出てくれたのです。またずっと後になって所内の仲間は神戸大学への転出のきっかけを作ってくれたばかりでなく、着任が決まった時には開所以来「後にも先にもただ一度きり」の所長を含む所員総出での大送別会を、後述のⅠ先生や部門関係者を中心に企画・開催し、沿線のホテルで大変盛大に催して私を送り出してくれました。私は仲間の応援を心から嬉しく感謝しました。研究所仲間からの応援メッセージが書かれた色紙２枚は神戸の新居の壁に、また大学退職後に設立した研究所のオフィス内に飾っています。所内同僚の連帯と友情に感謝します。その神経研も後日統合され、別の名称の都立研究所として存続しています。

就職翌年、夫に札幌転勤の辞令が出ました。それは私にとって大変衝撃的な出

（3）関啓子、杉下守弘、「メロディックイントネーション療法によって改善の見られたBroca失語の一例」『脳と神経』35：1031-1037, 1983

来事でした。何しろ、その当時養成校を卒業したばかりの「ひよっこ新人ST」が最初のわずか1年でここまで成長できたのは滅多にない素晴らしいことであり、この環境でしか得られない特権だったのですから。私はぜひ東京に残ってこの千載一遇の研究環境を生かしてさらに勉強したいと思い、夫に同行を躊躇しましたが、相談の結果、最終的に夫婦一緒に移住することにしました。その年から1989年までの転勤期間中に市内の全道ナンバーワン規模の脳外科病院でのST活動に従事し、そこで失語症に関するキャリアを積み、悩んだ末とは言え結果的に貴重な経験を得て研究所に戻ってきました。

この時期に、私の札幌時代を彩る長男の妊娠・出産・育児という人生最良のイベントを経験し、さらに「北海道失語症友の会」の立ち上げにも微力ながら関わらせていただきました。超多忙で毎夜帰りの遅い夫を待ち、夕食の支度を始める夕方になると決まって泣く息子を背負い、その夜泣きに手を焼き、ようやく息子が寝てくれた夜中にも寝不足と闘いながらS先生の在米時共同研究者の名著(4)翻訳の仕事に取り組む毎日でしたが、幸せな日々でした。さらに、学術活動も細々ながら続けて、臨床家としても研究者としても、妻として母として人間としても成長できた時期でした。私が息子を育てた時代には、現在のようなワーキングマザーに対する公的な育児休暇制度もなく、支援する立場の親は遠方在住という状況で、私は勤務先の病院が看護師さん用に作った院内保育所に生後すぐから3年ほど息子を預けることができ、院長先生のご好意で授乳時間もいただけて大変お世話になりました。心から感謝します。

また、休みを活用して道内観光地を陸地の輪郭を描けるほどドライブして回り、期間終盤には道内に点在する秘湯巡りも堪能しました。私たちは道内在住の友人知人から「北海道の観光地を知りたいなら関家に聞け」と言われたほど、短期間のうちに全道の観光事情に大変詳しくなりました。さすがに、厳寒の札幌市内を移動する親子自転車通勤は元気な母子には堪え、私は息子にうつされた風邪から肺炎を併発し、入院したことがありました。お喋りを始めたばかりで可愛い盛りの10か月児の息子を泣く泣く教会仲間に託して大阪在住の姉家に送り届けてもらい、しばらくの間姉一家に息子の育児を委ね、私は勤務先病院隣の病院にお世話になりました。そこへ妻子の不在による解放感からスキー場で高熱を出した夫の入院が重なり、一時夫婦そろっておとなしく患者として過ごしました。このエピ

(4) マイケル・S・ガザニガ著、杉下守弘・関啓子訳『社会的脳』青土社、1987

ソードを含め、夫の転勤中は概ね充実した札幌生活でした。

そして、5年半後、夫に転勤辞令が下り、私たちは札幌での実り多い公私にわたる人間関係と生活に心を残しながら東京に戻り、私は再び神経研での勤務を始めました。

神経研では、ご栄転されたS先生の後任の世界的な半側空間無視研究者I先生のご指導のもと、今度は右半球損傷後にみられる代表的な脳損傷後遺症である半側空間無視研究に従事してＢＩＴ（Behavioural Inattention Test, 行動性無視検査）という国際的に定評ある無視検査法の日本語版出版をはじめ、本領域関連の英論文を次々書いては受理され、国内学会でも役員として精力的に活動した結果、無視研究の領域では多少なりとも私の名前が知られるようになっていきました。

研究テーマにつき整理すると、この時期、当研究所でじっくり腰を据えて取り組んだ研究は、前期：左半球損傷後の代表的症状である失語症（指導者：S先生）から後期：右半球損傷後の代表的症状である左半側空間無視（指導者：I先生）、そして注意障害や記憶障害など大脳各半球損傷後の諸症状（同）まで広がり、約15年間にわたり日々熱く研究に打ち込むことができました。

ここで強調したいことは、この時期積み重ねた失語症と半側空間無視の知識と経験は後日私を襲った脳卒中の後遺症としての高次脳機能障害にぴったり重なったわけで、換言すればこれら2つの代表的障害に関する知識と経験の蓄積が発症後の私を救ったとも言えるのではないかという点です。その不思議な巡り合わせの妙に感動する思いです。私の生活は毎朝の論文抄読会を軸に回り、時にはひとつの論文とその解釈を巡りI先生と長時間にわたり熱くなって激論を交わすこともありました。また、先生と半分冷戦状態で英論文を執筆したこともあり、そのたびに思わず掘ってしまった自分の「論理の穴」を先生に指摘され、自らの浅はかさに恥じ入り、頭を冷やすために自室に籠って我が論文をじっと眺め、その後長時間にわたり推敲に専念したものでした。そのような折に、私は目標を設定することで難関を乗り切ることができました。議論が膠着状態に陥った時、私は熱くなると、「来週の~曜までに仕上げてきます！」などと完成目標の期日を公言するようなことがありました。それまでに尻尾を掴まれないよう十分注意深く考え、一気に論文を完成させてI先生を驚かせたものです。さらに、独力でデータを分析し考察を進め、短期間のうちにマイナーな国際誌に論文を投稿し受理されたこともありました。そうしたやり取りが楽しくて私は夢中でI先生との「意地の張り合いの毎日」を過ごしました。このように「小競り合い」を繰り返しながらではありましたが、今振り返るとこの時代は私のST人生のうち最も輝かしく最も充実し、ワクワクしながら日々研究に打ち込んだ熱い時期でした。I先生は大御所S先生よりかなり年下で、年齢的にこれから研究者・教育者として頂点に向かう時期でもありました。事実、その後、日本にはまだ少数だった大学医学部におけるリハビリテーション講座教授として地方の医大に栄転されただけでなく、今では若い臨床家・研究者の「バイブル」とも評されるテキストの執筆出版など、本領域研究者のリーダー的存在として目覚ましい活躍をされました。そして、私の研究上のアドバイザーとして常に温かく適切にご対応くださり、心から感謝しています。逆に、このような「闘い」を通じて、私の方も研究者として少しは成長できたのではないか、と思います。

I先生が私にとってどれほど重要な人物だったかは、２００９年の春、神戸出張ついでにお会いしたばかりなのに、ほんの数か月しか経っていない7月に私の発症の知らせを聞くや即刻遠方の任地から飛んできて救急病院入院中の私を見舞い、転院先病院の相談にまで乗ってくださったことからもわかります。発症の知らせが届いた時、先生は「働き過ぎと不整脈のことを知っていたので、やはりという印象があった[5]」と後日回想しておられます。そんな先生の心配をよそに、私は神戸大学教員としてひたすら奮闘を続けていました。

神戸大学での教員生活

話は前後しますが、研究所在籍中の１９９５年に純粋失読の研究で医学博士号を取得して、１９９９年公募に応じて神戸大学の審査に通り、同大の教員となりました。さらに、同年実施された第一回言語聴覚士国家試験に合格して、学部３年時の決意から実に25年後に正式な国家資格を得ることができました。着任後、職位も短期間で順調に上がり、２００２年ついに幼少期から憧れていた大学教授という職位に就くこともできました。共同研究仲間の同僚教員や歴代の大学院生たちが市内のホテルで盛大に教授昇任祝いをしてくれたことをつい昨日のように思い出します。教授になっても私は変わらず失語症研究を続け、青春時代あのように胸を熱くして回復を支援した失語症の方々のために貢献したいという思いは

（5）関 啓子『「話せない」と言えるまで　言語聴覚士を襲った高次脳機能障害』医学書院、２０１３、推薦の序ｐ8

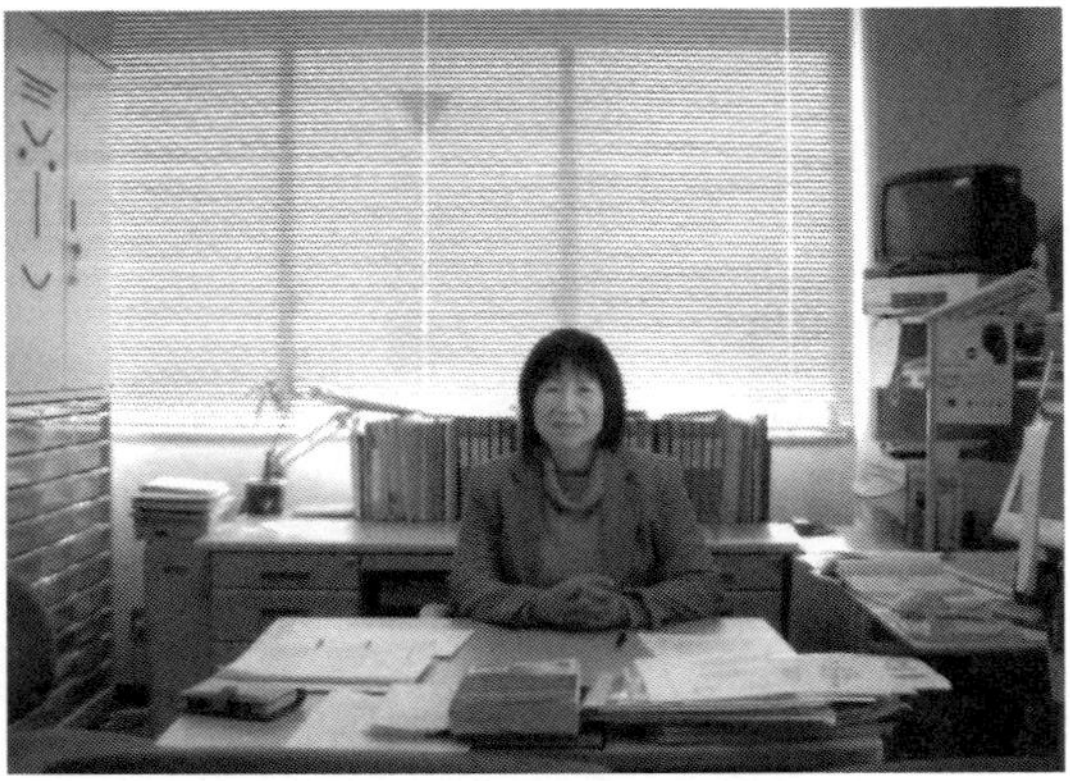

関研究室にて：神戸大学時代の私

変わりませんでした。

それまで見聞きしてきた失語症に対する世間の無理解や誤解を解くために、２００３年には夏休み期間を使って、失語症とその周辺部分をわかりやすく解説した書籍(6)を出版することもできました。今日まで私はこの仕事がまさに自分に与えられた天職と確信し、失語症になった方々の「よりよいコミュニケーション」実現のために誇りをもって脇目もふらずに臨床・研究・教育活動に打ち込み、この領域に貢献してきたつもりでしたが、実際のところはどうだったでしょうか。私の熱意が虚しく空回りしていただけかもしれません。

(6) 関 啓子『失語症を解く　言語聴覚士が語ることばと脳の不思議』、人文書院、２００３

Ⅱ．失語症者の「当たり前」を取り戻す

失語症者の事情

右利き者のうち、多くの失語症者は左大脳半球の言語野周辺の動脈が詰まったり出血したりしてその先の脳神経細胞の働きに何らかの問題が生じ、その領域の神経回路が担っていた言語機能が正常に機能しないために「話す」「聞く」「書く」「読む」「計算」の側面が多かれ少なかれ障害されその組み合わせの結果、失語症状が出現します。その症状は傷ついた領域の位置や大きさに応じて軽度から重度まで様々で、ご当人の保たれている言語情報処理経路の程度に応じて言語聴覚士の介入方法も多様です[1]。

（1）関 啓子『失語症を解く 言語聴覚士が語ることばと脳の不思議』、人文書院、2003

言語聴覚士は従来、良好な言語的コミュニケーションが成立するよう静かで落ち着いた環境を備えた言語室で失語症の患者さんと向き合うことがベストと考えられてきました。同じリハビリの職種でも、歩行のような大きな筋肉を使う動作の障害に対応する理学療法（ＰＴ）や手先の巧緻性を要する応用動作や精神的な問題の障害に対応する作業療法（ＯＴ）は話し声が飛び交うにぎやかな機能訓練室で身体機能障害に対する施術が行われているのに対し、言語室は別荘のようにひっそりとした趣があります。しかし、実際の日常会話はそれほど静かな環境下で実現できるわけでもなく、言語室に籠っている患者さんとＳＴが外から見えないために中でどのような言語リハビリが行われているか、仲間のリハセラピストでもよく知らない事態もあり得ます。また、言語室の中で患者さんが再発したり癲癇発作を起こすと適切に対応できない場合があり、最近では予期せぬハプニングに備えて、言語室のドアを透明にしたり開放したりする病院も少数ながら出てきているようです。

私は、そういう言語室事情も踏まえ、ＳＴは患者さんと言語室に籠りきりになるのではなく、むしろ失語症者の方が自主的に言語室から外に出て生活の場で買い物をしたり乗り物を利用したりして「生活する中で様々な経験をし、言語能力を回復させる」支援をするべきだとずっと思ってきました。言語室の中で、当人の日常生活には無縁と思われる絵カードが取り出されるのを見て、「あ～あ、またいつもの絵カードか！」とうんざりしている患者さんはおそらく私と同じく残念な気持ちだと思います。そんな患者さんの気持ちを理解できず同じ絵カードを使い続けるＳＴの方も悪いのですが、患者さんの側からも「退院後必要になるはずの買い物の練習をしたい！　ちょっと自宅に電話をかける練習をしてみたい！」などと申し出るべきではないでしょうか？　もちろん、この障害の重症度には個人差がありますから、ご本人が「自分にも何とかできそうだ、やってみよう！」と判断する限り、社会に飛び出して対人交流と経験を重ねながら「当たり前の生活を取り戻すこと」が大変重要と思います。

当事者セラピストとして

前項で「社会に飛び出せ」と書いたのは、２０１４年に出演した「ＮＨＫハートネットＴＶ」の最終場面で、司会者から「この経験は研究者であり当事者である「関啓子」としての人生においてどのようなものだったか、これからどう生きたいか」という趣旨の質問を受けたことがきっかけでした。要約すると、「私の障害の受け止め方とこのような障害を持ってしまった私の思い描く今後の生き方」が問われたことになるかと思います。

前半への答えは後述するように「過去に起きたことは致し方ないと受け入れる」という内容で、番組ではほとんど適切に表現できませんでしたが、後半については思い当たることがありました。番組出演後本件について思い巡らせているとき最初に浮かんだのが、常々考えていたこの「言語室から飛び出す」ことでした。そして、私自身もこのスローガン通り行動したいと思いました。当事者であり同時にその道の専門家という立場の私が、脳損傷ゆえ病前同等の心身状態の回復が望めそうもないことは承知の上で、そういう「負の烙印（スティグマ）」を押されたまま」残りの人生をかけて主体的に「社会に飛び出す」べきだと思いました。つまり、このような状態になった今だからこそ、研究も含め挑戦する価値があると思うことは何にでも挑戦し社会とつながることで、その時点の私にできる限りの「社会参加（≒社会貢献）」をするべきだと強く思ったのでした。そうだ！これが私の人生のうち2度目の「飛び出す行為≒主体的な情報発信」つまり「社会との関わり欲求」であり、まさに真の意味での「社会参加」とも言える発想でした。「残りの生涯をかけ、真剣に私にしかできない社会参加⇔社会貢献をしたい！」これが司会者に伝えたかった私の回答でした。

実は行動に移す際に、ある問題が発覚しました。

私の罹患した脳卒中は、「突然完成型」と呼ばれる質の悪い脳梗塞、つまり極めて予後不良でいつ命が終わるとも知れない「心原性脳塞栓症」というタイプ(2)だったことがわかったのです。私がこれから何らかの目標に向かって生きていくためには健康であることが条件ですが、その健康が突然脅かされる状態で、私にいつなんどき人生の終わりが来てもおかしくないことを自覚しなければならない「人生の崖っぷち状況」に私が置かれていることが判明しました。もちろん、再発の可能性もあり、心機能低下により前回同様の脳梗塞を再度繰り返すことも考えられます。この病気の恐ろしいところは脳損傷を複数回重積すると、症状はその前に比して明らかに悪くなることなのです。そして、再発を繰り返すと、今この程度でバランスを保っている症状がひどく悪化し、歩けない・話せない・記憶できない・やる気が出ない、のようないわゆる「最悪の」の状態に陥ることすら考え

（2）鈴木則宏「心原性脳塞栓症の治療と予防の最前線」、『日本内科雑誌』106（3）：490-493, 2017

られます。セラピスト時代、私は実際に脳卒中を複数回繰り返して症状が以前の状態よりひどくなった方を経験しています。

思い返すと、発症直後の私は左半身の運動麻痺と感覚障害、および思い通りに話せない発話の障害と重度左半側空間無視という脳損傷後遺症がありました。その他の「談話の障害」などの右半球症状や注意障害は後日生活の中で顕在化していきましたので、マイナーな症状として扱えます。それほど深刻な状況に直面していたにもかかわらず意識消失もせず様々な好条件に恵まれ、現実に死を経験することなくあっけなくこの世に戻ってきました。意識を保っていたことは、また別の意味で幸いなこともあり意識があったがゆえに発症当日私に接した人々の対応を自分なりの視点で目撃・分析することができました。

発症後全身状態が落ち着いてからも心臓の不調が続き、頻繁に体調不良に陥ったため発症10年後の２０１９年10月、ようやく心臓の治療を本格化させました。それまで手術を決行しても生命予後の危険性が高いと敬遠していた、「アブレーション」という不整脈を起こす心筋を焼く手術を受けることにし、それも結果的に二度も受けることになったのです。２０２０年3月、その2回目では術前に短時間ながら意識消失発作が出るなど不調なうえ、術中心臓が十数秒間止まり、結果的にペースメーカー植え込み手術をしたほど大きな健康不安を抱える状況になってしまいました。

このように、死と隣り合わせで宙ぶらりんの状態で生かされたわけですので、自分の病気の正体を悟った私としては、かなり真剣に今後の生き方を考えざるを得なかったことになります。

そのため、「罹患した脳梗塞は生存率が最低で予後最悪のタイプの心原性脳塞栓症であり、しかも一旦脳卒中に罹患したら発症前の心身状態に完全に戻る『完全回復』はほぼ期待できない」と言われていることを知りながら、生き残った意味を考え、できる限り社会参加しつつ、また自分からも情報発信しようと考えました。しかも、いつなんどき再発するかわからず、命が終わるかもしれない危険な状態なのです。発症後しばらくの間、このような厳しい状況から不思議にも生還した自分について、いくつかの「哲学的な問い」で自問自答した時期がありました。当時の私の心理状態はアメリカの心理学者アブラハム・マズローの「5段階欲求説[3]」によると、最初の2段階の生理的欲求と安全欲求が満たされ、3番目の社会的欲求を通過し、4番目の承認欲求の段階をうろつき、最上位段階の自己実現欲求の淵をフラフラしていたのかもしれません。

発症時、私はSTとしての知識と経験を持っていたので、多くの一般の方が感じるような絶望や将来への不安や混乱状態を感じることはあまりありませんでした。かえって私なりの条件で実現し得る将来への希望や期待を持っていました。確かに、悔しく悲しく辛く寂しいけれど、発症してしまった事実は事実であり過去に戻ることはできないので仕方がないと受け入れ、人生を揺るがすこのような大病を自ら経験することにより、同じ領域を研究する私以外の専門家が決して学ぶことができない深い学びを自ら会得できる好機と捉え、これまでどんなに理解しようとしても知ることができなかった高次脳機能障害者の住む世界を学べる願ってもないチャンスと認識し、研究者としても当事者としても障害を理解しこれまで解明されてこなかった部分に光を当てられるかもしれない、という今後への期待に胸を躍らせたものでした。このような肯定否定両面の思いが交錯した気持ちで当事者生活を始めました。大事なことは、状況は異なれど私の経験や考えが今まさに病気に直面している当事者やご家族、本領域の研究者などのお役に立つならば、本書から参考になりそうな情報と希望をわずかでも得ていただきたいという率直な願いが通奏低音のように常にあったことです。

おそらく、脳卒中から回復した人の中で、この私の背景と視点はかなり珍しいものかと思います。それが、57歳時の脳卒中発症後15年も経ち、その当初の経験が古びてしまった今の私でも、読者の皆さんの生きる力や励ましとなり得るのではないかと思い、本書出版を決意した理由です。回復過程での苦労話をまとめた「闘病記」とは若干異なる「未来に向けてのテーマ」を共有しそこから学ぼうとしてくださる脳損傷のご本人やご家族・支援者を対象に据え書いてみます。そして、私が実践してきたこと・未来に向け気づいたこと・学んだことや伝えたいことを明るく建設的に書き進めていこうと思います。

(3) 北尾倫彦、中島実、井上毅ほか：第5章「感情と動機づけ」―IN『グラフィック心理学』サイエンス社、p128,1999

Ⅲ．社会に参加する

大学復職

回復期リハビリテーション病院を退院後、自宅や施設などの拠点に落ち着いた時期を生活期と言います。発症時混乱状態にいた患者さんは、回復期〜生活期に至ってようやく落ち着いて自分のこれまでの人生を振り返り今後の生き方を考えられると言われています。私の場合、生活期がちょうど復職以降現在までの時期と重なりました。何しろ、復職は私が発症以来目標としていたことですから、私は約5か月間の自宅準備期間後、２０１０年春に夫同伴で神戸を再訪して産業医との面談で復職可の判定を得ることができ、ここで教員を続けるつもりで、身体機能障害を持ちつつも通勤できそうな沿線の適当な住居を新たに見つけ、引っ越しの手配をし、必要な家具を買い揃え、役所に公的手続きをするなど、勇んで新生活への準備を始めました。

２０１０年5月、私はついに現職復帰をしました。復帰までの「発症後10か月」

という期間は、私の知る限り最短スピードでした。こうして私は勤務先まで地下鉄１本の神戸市内サ高住に転居し、再び助け手不在の単身生活に戻りました。振り返ると、発症当初は左足の麻痺で歩けず車椅子移動していましたが、発症19日後には杖を使わず自力で１００ｍ以上独歩できるようになっており歩行や電車移動には自信を持っていたので、単独行動に不安はありませんでした。ただ、得意領域であった左半側空間無視（右共同偏視を伴う極めて重度無視。急性期の自主リハビリで解消）や一定分量の内容を自由自在に話せないという談話レベルの障害と、利き手である左上肢の麻痺（後述）や左半身の感覚障害（後述）と注意障害・情動制御の問題などのような軽度の高次脳機能障害（すべて後述）は解決すべき問題点として残っていました。

そして、介護保険で訪問リハビリを受けつつ、指導教員の突然の発症と休職で活気を失った関研究室をかつてのような明るく楽しく研究熱心な多職種の社会人専門職大学院生間の交流の場に戻すために、休職中知己を得た研究者を講師に招いてセミナーを開催したり、従来続けてきた院生による研究発表会を復活させたり、大きな研究プロジェクトを立ち上げ学内他研究科との共同研究を企画したりするなど、研究室活性化のために様々な企画を考えました。ちょうど国が進める産学官や研究科間連携の機運が学内で高まっていた時期で、学内他研究科との多面的視点からの共同研究も盛んになりつつありました。

多数の関研究室所属の大学院生はその流れに乗り、共同研究先の研究科キャンパスでの「VR（Virtual Reality，バーチャルリアリティ、仮想現実）を用いた退院前の脳損傷患者の高次脳機能障害評価法の開発」会議に出席しました。本研究実施の意図は、そもそも高次脳機能障害は「見えない障害」と言われるだけあって退院前に検出しておかねば退院後の日常生活で露呈してしまうため、入院中の評価が望ましいと考えたためです。会議のたびに在籍大学院生Kさんが上肢の麻痺で運転できなくなった私を乗せて市内西端のキャンパスから東方にある当該研究科キャンパスの会議場所まで連れて行ってくれるのが常でした。今は近県の大学教員になっているKさんの優しさと細やかな心遣いに、私は心から感謝しています。参加の院生はほぼ皆この新しいテーマに没頭し、双方が新鮮な刺激を受けたように感じます。おそらく、先方の院生たちにとって、脳損傷後にそのような認知機能障害が出ることも初めての知識だったと思いますし、そもそも高次脳機能障害などという概念自体はこれまで聞いたこともなかったと思われ、私の院生たちにとってもＩＴ活用の評価システムの構築など人生初体験のできごとだったはずですから。そして、そのうち数人が共同研究の結果を学会発表するなどして活発な研究姿勢を少しずつ取り戻し、各自が思い描いたテーマの研究を継続することができました。それ以外の在籍大学院生も、同僚教員の強力な支援により各自の研究テーマに関する論文を完成させ、短い残り在籍期間のうちに院生ほぼ全員の学位取得という偉業を果たすことができました。こうしたいきさつで、関係学生にとってはめでたい研究の進捗となりました。

しかし一方で、私の方は麻痺の残る利き手がほぼ使用できない単身生活は困難を極め、授業資料作成や教員用メールボックスからの書類の取り出しと事務仕事にもひどく難渋し、後遺症の発話障害に伴い学部の授業すら発症前と同様には行えず、「今日もクリニックの梯子か……」と週に何日も通院が重なるような不便で健康不安に怯える生活が続き、自宅での火傷をきっかけに、単身生活をもうこれ以上継続はできないと判断して、とうとう最終結論に至りました。それは、最も誇りに思い大切にしてきた大学教員という仕事からの離脱を意味しました。懸命な努力の結果現職復帰しただけに、退職は大変たいへん悔しく残念で、これはまさに断腸の思いからの決断でした。２０１０年5月からわずか10か月というとても短い復職期間になってしまいましたが、こうして最終講義を経て２０１１年

3月、私は大学を退職し、神戸から東京に転居することになりました。大変寂しく悲しい撤退でした。

東京での私の活動

東京に戻ってからの私は12年ぶりに自宅で待っていてくれた家族（定年間近の夫と社会人として独立していた息子、息子は後日結婚）との同居生活を再開し、古くから私をよく知り理解してくれる友人や同業者に囲まれる環境に再び戻りました。生まれ育った東京に戻った私は心底穏やかな気持ちになりました。夫はまだ仕事を続けており、当初私は家庭の主婦として家事全般にわたり仕事をするつもりで、介護保険を利用し入浴介助と家事サービスの提供を受けることになりました。

単身赴任ばかりですれ違いの生活が終わり、2人が常に一緒の疑似新婚生活が再び始まったのは幸せでしたが、それはかつてのようではありませんでした。以前の私はどれほど忙しくてもすべての家事を短時間で効率的に細部まで完璧に仕上げられることを密かな自慢にしていました。何しろ神戸赴任時には毎週末帰宅する度に冷蔵庫の中身をチェック後買い出しに行き、翌週用の家族向けに栄養バランスのとれた美味しい夕食を何食分も手早く作り、あとは電子レンジで加熱するだけの状態にして冷凍していたくらいなのですから。私の口癖は「効率、効率!」(今で言う「タイパ」?)で、日々の家事はもちろんのこと、時には自宅に友人知人それぞれの仕事・教会仲間を招いてホームパーティーを計画し、パーティーではホステス役として細部にまで気を配る完璧な主婦でした。色とりどりの華やかなパーティー料理を手早く準備してお客様に感嘆されたりもし、その準備や掃除・買い物・家の片付けなどをこなし、後片付けもフル回転で処理し複数の家事を並行して処理でき、マルチタスクを手落ちなく見事にこなしていました。招待したお客様は一人や二人ではなく、最多の記録は延べ3桁にのぼるほどの来客数だったと思います。そのお客様は全員用意した手料理を堪能し、十分楽しんでお帰りくださったのは言うまでもありません。

確かに、今回はその時代とはかなり事情が違っていました。何しろ、動く手は利き手の反対側の生来不器用で拙劣な右手で、非効率的にしか動かず、手早く家事をしようにもそれは明らかに至難の業と私には思えました。生まれ持った「負けん気」が旺盛の私は、何をするにも悔し涙を流しながら、人生第二番目の主婦業に取り組みました。そのため、まずは環境に慣れ非利き手の巧緻性が次第に高まることを期待して当初からボタン付けなどの細かい作業は避け、私にもできそうな負担の少ない調理や掃除や片付けなどの簡単な家事を中心とした生活を始めました。

身体的には辛い状況でしたが大学教員としての負担が減った分、精神的に自由で安定した日々でした。東京生活が始まって3か月ほど経過して、夫が私の介護を理由に仕事を辞めることになり、「主夫」として家事全般を担当してくれることになりました。それ以来、夫は文句ひとつ言わず、私の要望を第一にして日常を整え完璧で献身的な主夫ぶりです。私の介護のために夫が重要な仕事を辞し、地位も名誉も収入も放棄し、「黒子」（本人の言）として私を支える側に回ってくれたことに、それ以来私はいつも感謝しています。夫が主夫として家事全般をするようになって家庭内での夫婦の立場や力関係が変化したことによって私の視点も変化し、それまでの「夫から見た妻としての私の言動」を振り返る機会を持つことができたのもありがたいことでした。

その後の私の活動は、①社会に向けた情報発信、②自分に向けた健康維持活動、③学術的活動、④失語症者に向けた活動、⑤その他の趣味などに大別できます。

それぞれの詳細を以下に述べていきます。

社会に向けた情報発信

社会に向けた発信として私が考えた大きな手段として、まずは書籍の出版でした。前述のように、私の経験がこれから脳卒中を発症する方々やその支援者、発症リスクを抱えた人々、当事者の友人知人に役立つのであれば読んでいただきたいという思いで2冊の書籍を2年たて続けに出版しました[1][2]。最初の書籍は、多分に主観に流れがちな当事者本人の筆致のバランスを取り客観性を向上させるために、私の回復に尽力してくれた医師・看護師・リハセラピスト他に依頼して医療者側視点からその時点での私の状態と各人の対応を客観的に書いてもらい、それに対して私からその時点の自分の状況や思いを補足的にコメントする形式で一貫させ、執筆対象期間は発症から大学退職までとし、医学書専門社から出版[1]しまし

（1）『「話せない」と言えるまで　言語聴覚士を襲った高次脳機能障害』医学書院、2013
（2）関啓子『まさか、この私が　脳卒中からの生還』教文館、2014

た。STとして実感した発話の困難をはじめとした高次脳機能障害と身体機能障害の主観的経験を中心に据え、これらがリハビリ専門職のセラピストや関係者が読んで参考にできるような構成にしました。また、拙著第2弾は当事者・支援者に向けて医学用語を多用した前作よりわかりやすい表現を用い、敬意を払っているキリスト教関係の会社から出版しました。[2] タイトルになった『まさか、この私が』は、手前味噌ですが、多くの人にとって印象的に響いたのではないかと思います。出版後、「良い本だった」「参考になった」「回復経過が分かった」という読者からの反応がありました。しかし、私から見ると、これらの読後感は大変ありがたいもののさらに一歩進めた深みがないように感じられてなりませんでした。多くの一般の方は「脳卒中」や「運動麻痺」、「感覚障害」などその症状を言葉として知ってはいるもののあくまで他人事で、実際にどういう症状か自分がなったらどう感じるかというような自分事として具体的な事柄を深く掘り下げて想像するまでには至っていないように感じたのです。私はこの「想像すること」を「洞察」と呼んで臨床上極めて大切な態度として臨床家に推奨しています。

また、新聞の取材にも助けられました。2016年7月18日から8月8日まで4週間ほど某新聞の毎日曜の医療コーナーに私の記事が連載され、[3]―[6] 大きな話題になったことがありました。また、ケアコミ学会帯広大会の際に、ＳＴという職業や私自身に興味を持ってくださった地方紙記者さんの取材で紙面大の記事を書いていただいたこともありました。(7)

２次の対社会的情報発信は、２０１１年10月のFacebook（ＦＢ）への参加でした。自分のタイムラインを通して「当事者セラピスト」（当事者となったセラピスト）としての日常を発信する活動も開始しました。「ある事象に対して私がどう感じ考えたか」ばかりか、脳損傷ゆえの失敗談や歳を重ねた夫婦の妙に真面目で少々誤解が加わったトンチンカンな交流の記事などは面白い読み物として興味を惹いたようです。投稿記事は日常の活動のほかに、私が講師を務める失語症・高次脳機能障害領域の講演会・授業などの宣伝や所属学会や研究会主催のセミナー情報の告知等も数多く掲載しています。率直な私の意見や投稿は多くの読み

（3）日本経済新聞日曜版「寄り添う支える」２０１６年７月18日
（4）日本経済新聞日曜版「寄り添う支える」２０１６年７月25日
（5）日本経済新聞日曜版「寄り添う支える」２０１６年８月１日
（6）日本経済新聞日曜版「寄り添う支える」２０１６年８月８日
（7）北海道新聞「聞く」「語る」２０１７年７月29日

手の共感を呼んだようで、現時点までの約13年間に投稿のたびに反応してくれる固定ファンが漸増し投稿した記事には毎回100名前後の「いいね！」が次第につくようになり、今では2300人ほどがフォロワーとして登録されています。

また、私はFB内に立ち上がった脳損傷当事者3900人余りで構成される公開のプライベートコミュニティ「リハビリ交流広場（脳卒中）」（管理者 長岡ひろし氏）にも参加しています。当事者支援者両面を持つ自分の特性を活かして当事者にイベント情報を伝え、当事者の困りごとを聞き、必要と感じたときはメッセンジャーなどで個人的に連絡して専門分野に関する悩みごと解決のために役立ちそうな情報を提供するようにしています。これまで本コミュニティにおいて専門領域の個人的な相談事に対応した当事者の大半から問題解決後に喜んでいただいています。

さらに、2014年8月6日、NHK「ハートネットTV」に出演したことも「当事者セラピスト」としての私の存在を印象づけるイベントだったようです。後日、この番組を視聴した人から当事者の日常や工夫に触れることができて勉強になったというご意見をいただきました。後述するように、多くの学会や講演会、招待講演で当事者セラピストとしての主観や要望などを述べるたびに地元の新聞が大きく取材してくれて、読者に多少なりともインパクトを与えたこともありました。

おそらくこの時期、Wikipediaの私に関する項目「関啓子〔言語聴覚士〕」が追加されたのではないかと思います。ちょうど時期的に「高次脳機能障害モデル事業」が終了し普及事業開始後数年経過の落ち着いた時期でもあり、各地の拠点機関から講演にお招きいただき本領域に従事する専門職とのつながりの輪も広がりました。1週間のうちに3回以上講演予定が入ったこともあり、そのあおりで夫と私は、たくさんの講演先都市間を忙しく移動し多忙を極めました。その結果、私は全国各県のほぼ全主要都市を訪ねたことになります。その後、コロナ禍の影響もあり対面での講演は激減しましたが、マスメディアの影響力は残り、ネットテレビ（日本CGNTV「本の旅」）、ラジオ番組（NHKラジオ「この人に聞く」、ラジオNIKKEI医学講座「高次脳機能障害者の言語障害」）にも出演させていただきました。加えて、講演のたびに地方紙が記事を掲載してくださり、大きな反響がありました。こうして、私という人物とその抱えた脳損傷後遺症に関する情報は多少なりとも世間に広がったのではないかと思います。

最後の社会的情報発信先は一般の大学生やリハビリ専門職志望の専門学校生で

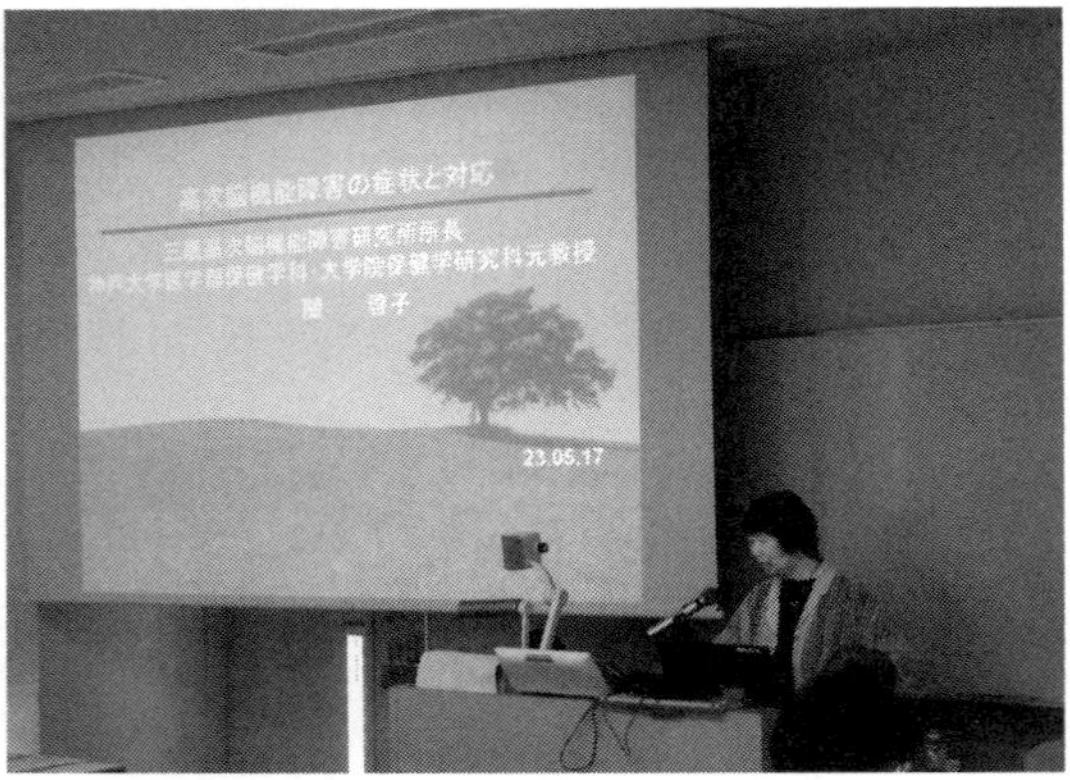

非常勤講師として実施した高次脳機能障害の授業

した。私は大病を機に知り合った教育機関の教員や既に養成校で教員をしている同業者から依頼され、延べ10大学の合計10コマ以上（出身大学の言語関連授業講師として3コマ連続の授業科目「言語障害」を数年間担当したコマを含む）の非常勤講師を務め、学生に自分の専門領域である高次脳機能障害を教える機会をいただきました。実施する教育機関によって授業対象には一般の学生もリハビリテーション専門職種志望の学生もおり、中にはこのテーマで授業を受けるのは人生初という学生もいました。私の授業を聞いてすっかり感動し私のようになりたいと考えてくれた学生の存在は大変嬉しいことでした。ちょうど先輩の話に興味を持ったかつての私のように、奮起して専門職への道を選んだことを聞きました。若く人生経験が少ない学生さんたちの刺激になるような話を工夫しながら毎回準備することは私にとって至福の時間でした。学生さんたちの成長に期待します。

最後の対社会的情報発信は、「三鷹高次脳機能障害研究所」を当事者・支援者のために設立したことです。私は医療者なら誰でも知っている基本的事項すら患者さんは知らされていないことに愕然としました。入院患者だった時期に見聞きした患者さんの様子から、現代日本社会では当人にとって必須な医療・福祉情報がいかに浸透していない状態であるかを思い知った私は、２０１３年４月に当研究所を設立し、全国の当事者・支援者からの相談に応じています。当初は自費にて臨床活動をするつもりで実際に臨床活動も行いましたが、次第に所長の私が講演や授業、執筆活動であまりにも多忙となり、時間的体力的に厳しくなって２０１５年７月、相談業務のみに切り替えました。この点につきＨＰのアップデートができず、大変申し訳なく思っています。

また、月刊誌（「東京人」）や商業冊子（薬局雑誌「ことぶき」）にインタビュー記事が掲載されることもありました。読者からの直接的な反応は少ないものの、このような雑誌は多くの人の目に触れて親しまれそのテーマがじわじわと浸透していくタイプの書籍と考えています。読者に私と研究所の名前がじんわり浸透し、いつかお助けする機会が作れますようにと願っています。予想通り、研究所に連絡される一般の方の人数はどんどん増え、中にはご近所住まいの方で地域包括ケア支援センター職員さんを巻き込んでオフィスを直接訪問される方までおいでした。

当事者にとってこうした大病は初めての経験ですから、他の人の状況が気にかかることが多いようです。そんな時、過去に本領域の状況に対し専門職として同じ目的と使命感を持つ同志として意気投合した団体理事長が取材した冊子が役立つと思います。「脳に何かがあったとき」（後述の「ＮＰＯ法人Ｒeジョブ大阪」さんが毎月発行）です。毎月２人の失語症・高次脳機能障害当事者を取り上げ、障害を持ちつつ就労するために日常生活でどのような苦労や工夫をしているかを詳しく具体的に取材しています。脳損傷後遺症の症状は損傷部位の場所や大きさ、ご本人の状況などによって様々ですから、本冊子が提供する多様な情報は具体的で、自分に重ね合わせることでわかりやすく、様々な背景を持ち独自の経過を辿る当事者の参考になることと思います。詳細はhttps://rejob-magazine.com/まで。

なお、「失語症の日」に合わせて当該冊子2024年4月号から9月号まで6カ月連続で私の言語聴覚士としての足跡が記事になりました。よかったらお読みください。巻末の「偉大なるぱいおにあ」というコーナーの記事です。

運動で健康維持

様々な活動を企画しても、当人が健康でなければ有益な成果は上がりません。次に考えたのは自分の健康維持のための活動でした。そもそも、私は小学生の頃から徒競走の選手で、勉強でもスポーツでも一番を目指す子でした。そして、中学高校時代にバレーボール部員として試合に勝つことを目標に日々練習し、大学時代以降はゴルフやテニスを楽しんだスポーツ大好き少女でした。中高時代、早朝6時半に家を出て授業が始まる前に朝練としてグラウンドでサーブ練習をし、毎日の部活は授業後から夜にかけて学校エリアの名所東京タワーに灯がともるまで練習し、夏休みも毎日登校して灼熱のグラウンドで真っ黒に日焼けして高校3年秋の退部までボールを追いかけ続けました。ちょうど公式ルールが9人制から6人制に移行する時期で、東京オリンピックの「東洋の魔女」の影響で、根気強く回転レシーブ練習したことを思い出します。テレビ番組でも「サインはV」や「アタックナンバーワン」などの「スポ根（スポーツ根性）もの」が流行った時代で、私はセッターを任され、怪我しながらも憧れの選手の名プレーに近づこうと努力を重ねたものです。当時は部内に同学年の仲間が6人いて私たちは全員バレーボールに夢中で、行動するときはいつも一緒、話題はほとんどいつも「どうしたら上手になれるか、勝てるか」でした。試合に勝つためには何でもする「自己中」の集団でした。真夏の強い日差しの下、土煙の立つグラウンドで汗をかきかき必死にボールを追いかけた青春の日々を私は決して忘れないでしょう。今でも退部時まで最後に残った仲間とはLINEグループを作り互いに連絡を取り合って強い絆で結ばれています。困難に出会ったとき、諦めずに粘り強く挑戦する私の性格はおそらくこのバレーボール部時代に培われたと思います。

幸い、居住マンション内には24時間利用可能なスポーツクラブがあり、夫とともにフルタイム会員になっており、特別なことがない限り毎朝6時半ジムに出かけ、トレッドミルで歩くのが日課です。時速3・0㎞30分約2㎞（当初は時速3・5㎞1時間延べ3・5㎞と設定するも、心機能への過剰な負荷を案じた当時のセラピストのアドバイスに応じより楽な数値に変更）の歩行とストレッチ30分、入

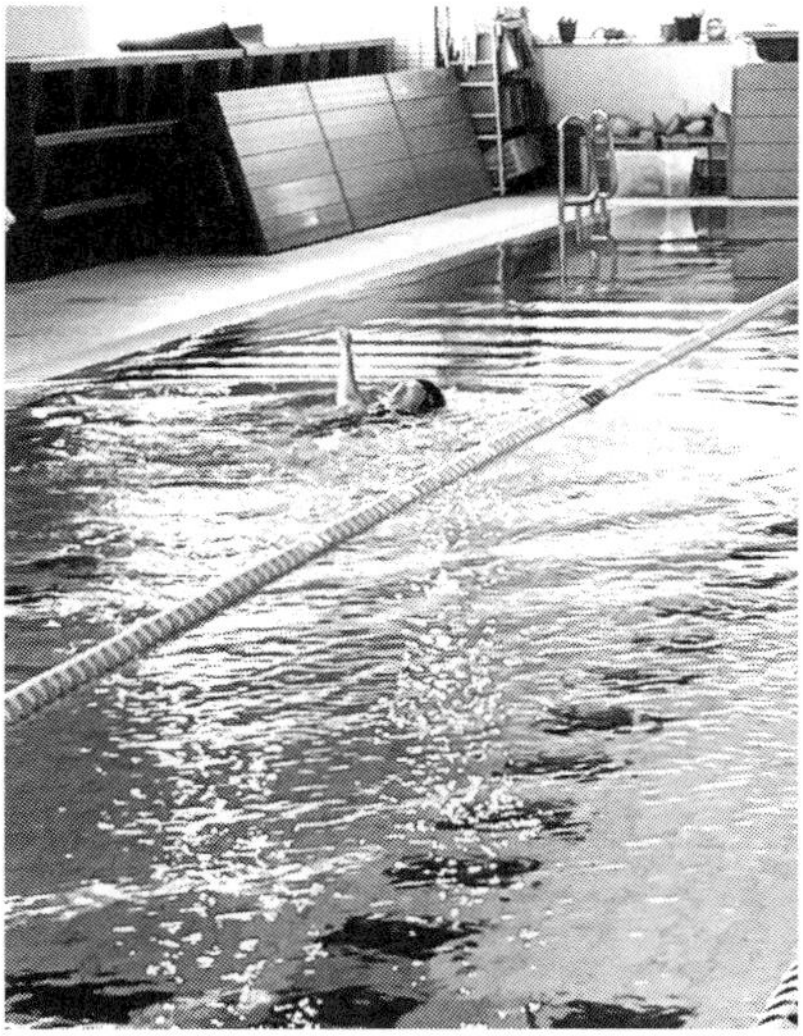

プールで背泳ぎ中の私

浴90分の運動習慣は大変快適です。「ウォーキングは体に良い」とよく言われますが、所属クラブのイベントで「大江戸線一周ウォーキング30㎞」が企画された時、夫とともに挑戦し半周15㎞を完歩できたことも自信になりました。

週1回の水泳について、背泳は仰向けで息継ぎができるので25mを泳ぎ続けることができます。しかし、問題は平泳ぎです。発症後に呼吸障害が出現し心機能も低下したうえ片腕も麻痺して動かない私にとって、わずか25mでも真っ直ぐに泳ぎ切るのは至極大ごとです。息継ぎできないと苦しくなって溺れてしまう危険もあり、手の掻きは非麻痺手が強すぎて回ってしまいそう。現在、楽に息継ぎし、足の動きと麻痺手で水掻く動作のスムーズな連携に留意しつつ完成形に近づく練習により少しずつタイム短縮を目指しています。それでも敢えて練習するのは、いつか泳ぎが上達して障害者大会に出場したいからです。そんなことができるかって？　私は真剣です。そんなことができたら、他の同じハンディに悩む身体障害者の励みになれるかもしれないと思うと、自然に笑顔になります。途方もない夢のような話ですが、実際にこのプールにはマスターズ95歳以上の部で世界記録保持者が在籍しています。しかも、ご本人は60歳で水泳を始め85歳時に交通事故により大腿骨を骨折し人工骨頭置換術を受けた現在95歳の身体障害者なのです！　ご本人は至って謙虚で、この過去を自慢したりはせず「何しろ泳ぐことが好きなものですから」と話しておられます。このような努力により、私の健康状態は基本的には順調に推移しています。

学術的活動

研究論文についてですが、私が最も誇りたい成果として、先端的手段を用い先端的内容を報告した英論文を本領域の研究者であるT先生と共著で発表したことを挙げたいと思います。実験は現職復帰前から始めていたのですが、先端的機器である機能的ＭＲＩ（ｆＭＲＩ）を用い右半球損傷者の数字情報処理に関する長期的改善について検討した研究でした。

研究の背景につき説明します。私は小学生時代にそろばん塾に通い始め、瞬く間に上達して将来その塾の指導者になることを勧められたほど熟達していました。全盛期には信じ難いパフォーマンスで周囲を驚かせたこともたびたびで、暗算課題では数字を聞くと頭の中に算盤の像がはっきり浮かび、私のやるべきことは単純に数字を聞きながら頭の中の算盤の珠が勝手に動くのを見ているだけで、出題が終わると何の苦もなく正解を導き出すことができたので、数字を扱う課題はお手のものでした。

しかし、私は右半球損傷後、多くの左半球損傷の人が発症後苦手になる暗算や数唱（言われた2桁以上の数字の直後復唱）といった数字に関わる情報処理課題が不得意になってしまいました。発症後に得意満面で挑戦した計算や数唱課題が困難になり「頭の中の算盤がさび付いてしまった」と嘆いていた時、不思議なご縁でその領域の研究者T先生を紹介され、本研究の被験者として上述の実験にともに取り組んだわけです。結果的には、発症直後に低下したと思われた数字情報処理機能は長期間経過後（半年後および13か月後）には正常化したことが示されました。通常では経験できないｆＭＲＩを使った実験の結果、算盤熟達者の右大

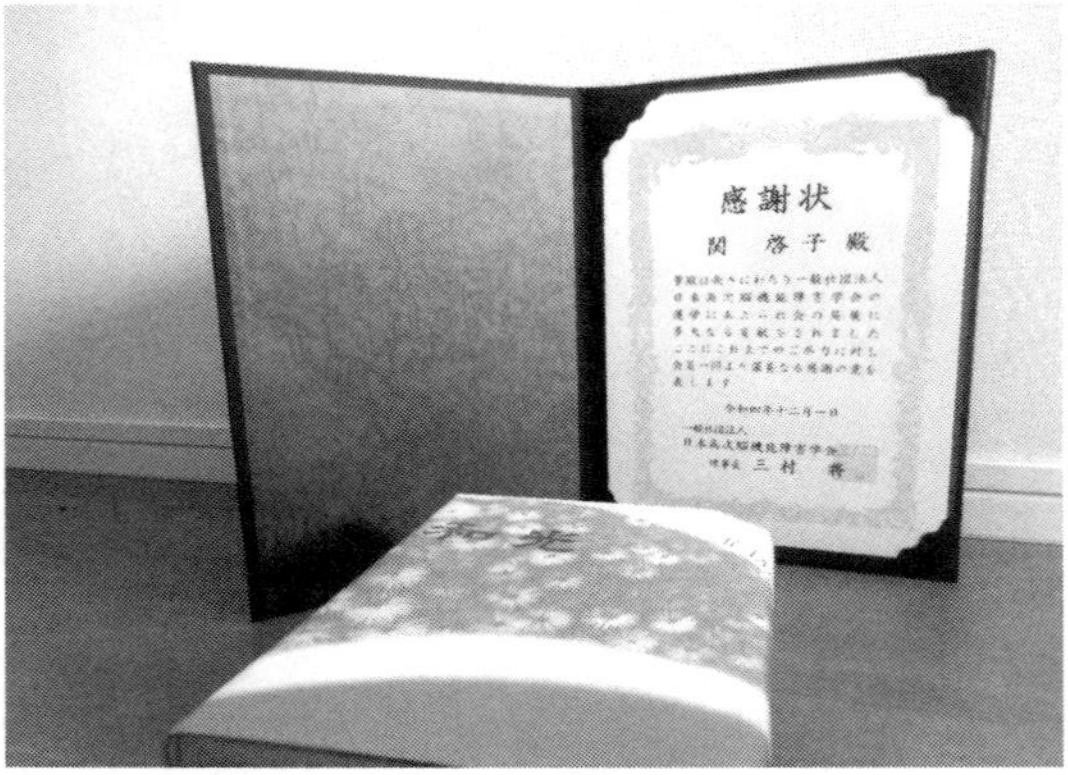

役員任期満了時に関連学会理事長から贈られた感謝状と記念品

脳半球内数字情報処理機能が良好な経時的変化を示した貴重な報告[8]でした。

また、この他にも、発症後に出現した症状を自己分析した論文[9]が専門領域の学会誌に掲載され、また他の関連領域学会誌にも受理されたこと[10]—[12]などが特記事項として挙げられます。さらに、「障害受容[13]」や「多言語話者の失語症の回復[14]」など特定のテーマに関する特集への寄稿などが関連学術誌に受理されました。いずれも正式な研究デザインと統計法を用いない非正統的な論文で「研究報告」に類したものでしたが、出版時点でホットな話題として学界に受け入れていただきました。

発症前に発表した学術研究は失語症や半側空間無視など限定された狭い領域のテー

マに関するごく少数の論文数であったのに比し、発症後においては論文数も扱う内容も飛躍的に変化し広がった印象です。さらに、学術活動の一環として、関連領域を対象とする各種学会（人間情報学会、日本高次脳機能学会、日本脳損傷者ケアリング・コミュニティ学会、日本リハビリテーション・カウンセリング研究会）など多数の学術団体役員を継続し専門領域の日本言語聴覚学会の正会員であり続けたことが私の学術的活動継続への意欲の証として挙げられると思います。

（8）Tanaka S, Seki K, et al., "Abacus in the brain: a longitudinal functional MRI study of a skilled rt hemispheric lesion." *Frontiers in Psychology* 3:315, 2012
（9）関 啓子「高次脳機能障害を体験して—科学的一考察—」言語聴覚研究11（2）：106-117, 2014
（10）関 啓子「患者と治療者の間を生きる」、『作業療法ジャーナル』46（4）：400-401, 2012
（11）関 啓子「患者と治療者の間を生きる」、『作業療法ジャーナル』46（5）：525-530, 2012
（12）関 啓子「患者と治療者の間を生きる」、『作業療法ジャーナル』46（6）：633-636, 2012
（13）関 啓子「私の障害受容—発症10年目を過ぎた脳卒中当事者として今思うこと—」『リハビリテーション医学』57巻10号特集「障害受容・適応再考」920-929、三輪書店、2020.10.16 発行
（14）関 啓子「右大脳半球損傷 Polyglot の母語発話障害」『高次脳機能研究』42（3）：272-276, 2022

失語症者に向けたライフワーク

失語症と失語症者支援は私のライフワークでしたから、まず全国に患者数50万人以上とも言われる失語症という障害を社会に知ってもらうことを考えました。後述の多田先生をはじめとした同業STや当事者団体理事長や職能団体役員他多くの仲間とともに、２０２０年、4月25日を「失語症の日」（シ・ツ・ゴの語呂合わせ効果により誰でも覚えやすい日）として日本記念日協会に記念日登録し、同日記念すべき初回のイベントを実施しました。当時は新型コロナウイルスの感染拡大が始まった時期だったため、大勢の人が一堂に会しこの日を祝う代わりに事前に編集した動画配信という形式で急遽開催方法を変更せざるを得ませんでした。動画配信後は全国の関係者から共感の声が寄せられ、委員の私たちも安堵しました。それ以来、毎年4月25日に最も近い週末の土曜か日曜にイベントを開催しており、今ではこの「失語症の日」は全国各地域の「失語症友の会」の協力もあって少しずつ広まり全国的に知られてきたように見えます。

次に企画したのは、非流暢な発話に悩む失語症者が滑らかに発話できる技法であるＭＩＴのオンラインセミナーでした。40年前の神経研時代に開発したMelodic Intonation Therapyの日本語版（MIT-J）の普及研究を志す仲間とともに日本メロディックイントネーションセラピー協会（協会長は私）を立ち上げ、その実施方法を解説する動画を作成し、リハセラピスト向け教育動画配信サービス会社と連携してオンライン上で配信すれば、講習会開催より効率的に本技法を広めることになると考え、この方法を推進しました。そして、動画視聴完了後さらに実習を伴うセミナーを開催し、そこで実技概要を学んだ後、学科試験と実技試験の両方に合格した人に対して日本ＭＩＴ協会から「ＭＩＴトレーナー」という称号を授与することにしました。以下は、私が当協会会長として本セミナー実施に至った経緯です。

実は、私は本技法開発時以来これについてたくさんの講演や教科書の解説執筆をしてきましたが、残念ながら受け手側からの手応えはほとんど感じることができず、単に実際の技法を言葉や文字で説明するだけでは理解度に限界があり、真に本技法の普及につながらない気がしてなりませんでした。何故なら、ひとつの会場に人を集めて実技講習を実施することを長く構想してきたためです。しかし、ある時、現在日本ＭＩＴ協会副会長・事務局長となられている先生方から協会設立の具体的提案をいただき、私の甘い構想が打破され、より実現性の高い普及方法を実感しました。何とオンライン動画配信を使うというアイデアだったのです！　そして、本技法開発以来40年にわたって抱いてきた夢が一歩実現に近づいたような気持ちになり、私はとても嬉しくなりました。オンラインセミナーなら、講習会をするより効率的に一度に多数の人に対して実習指導ができます。具体的な開催形式に関して悩んでいたこともオンラインセミナーの実施で一挙に解決です！　私が会長に就任したこの協会は本技法の普及研究という目的を同じくする仲間とともに２０２０年に開設され、当協会ＨＰに所属と氏名を登録さえすれば、本技法によるリハビリを希望する人が全国どこにいても登録された人と直接交渉することで本技法の恩恵に浴する体制が整うことになります。したがって、この技法に適合する失語症の方々がさらに流暢に話せるようになる可能性はより高まります。また、動画配信サービス提供会社の動画視聴完了後に希望すれば、実習を伴う研修会に参加でき、試験に合格すれば「ＭＩＴトレーナー」という特別な称号を得ることも可能です。このプログラムを「ＭＩＴオンラインセミナー」と呼び、開始以来3年間で延べ90余名もの「ＭＩＴトレーナー」が誕生し、本技法が全国に少しずつ浸透中です。

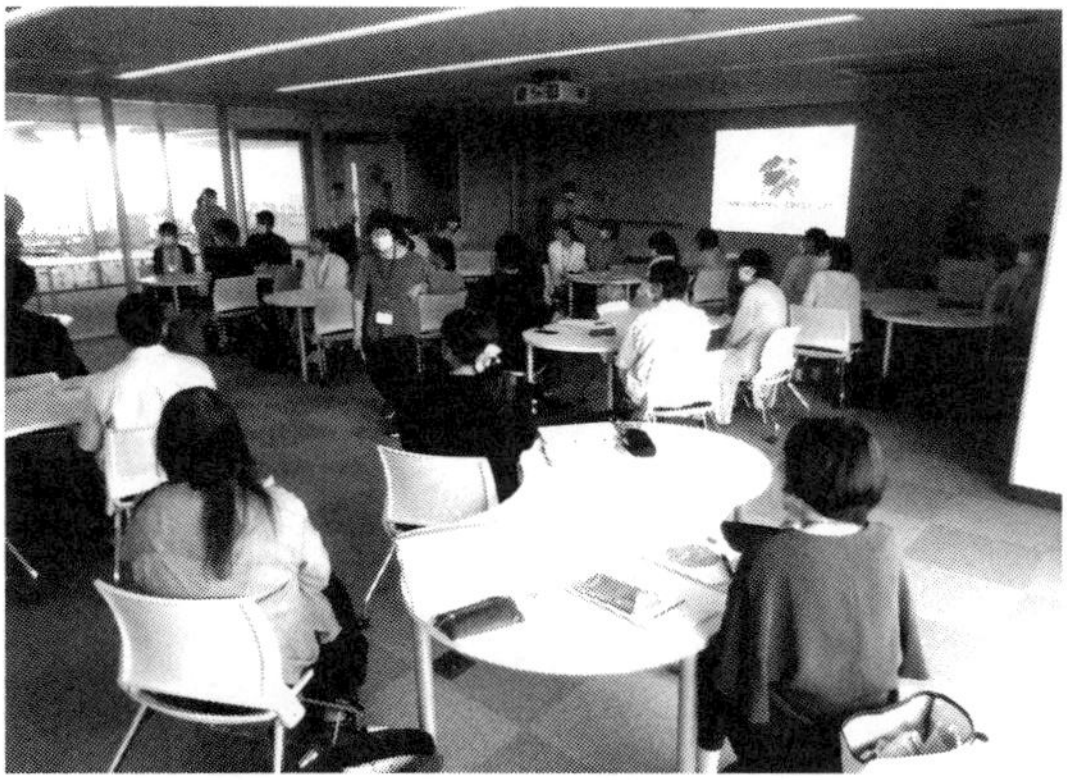

MITトレーナー実地研修

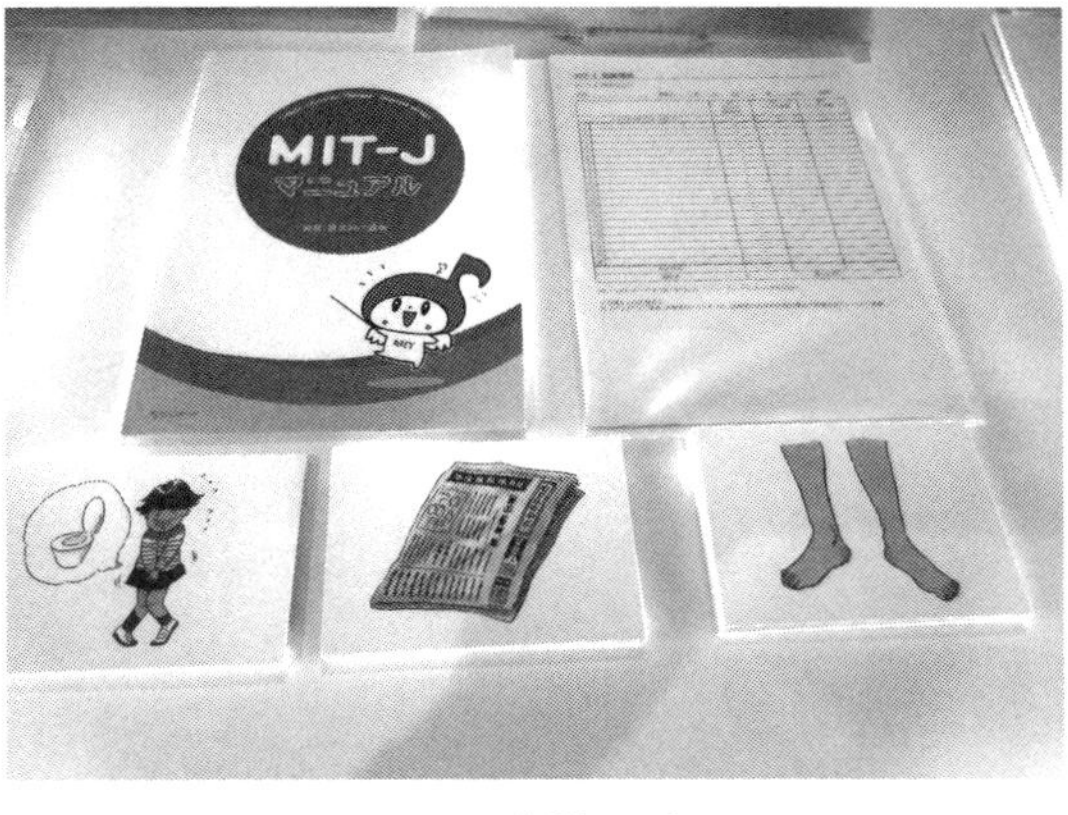

MIT実践セット

別の話題になりますが、東京に戻って間もなく、私は同業の大御所の先生の推薦を受けリハ医の長谷川幹氏を会長とする「日本脳損傷者ケアリング・コミュニティ学会」（略称　ケアコミ学会）という学会の理事に就任しました。本学会は、「健常者と脳損傷者が同じテーブルにつき本人の脳損傷後遺症の有無にかかわらず双方向で学び合おう」という理念のもと、地道に活動しています。本学会には医師や看護師、ソーシャルワーカー、ケアマネージャー、装具開発業者、社会学者、ＰＴ・ＯＴ・ＳＴ、障害団体職員など脳損傷者の大脳機能回復に関わる専門職と脳損傷当事者など多様な人たちが全国から参加しており、毎年全国大会を開催し当事者のための研修会などを開催して活発に活動中です。さらに、２０２３年には当学会研修委員会から脳損傷者向けに書籍[15]が出版されています。私は当初「当事者社会参加推進委員会」の長を務め、専門職養成校への当事者による出張授業や片麻痺評価に関する実技習得支援などの活動をしました。その後、健康上の理由で委員長を辞してからは「文化芸術委員会」に所属し、２０２３年は失語症当事者による朗読発表会と左手用に改良したカメラで撮影した委員会の委員による失語症者の写真作品展「Reborn」を企画・開催しました。

さらに、私は失語症に特化したリハビリを実施しているデイサービスの業務終了後の時間帯にリハビリを希望する方に対する講師として失語症臨床活動を実施しています。与えられたこの機会を利用して、本技法の効果を確認しつつよりよい成果をあげたいと願いながらMIT-Jによるリハビリテーションも実施しています。

旅は最高のリハビリ

以前は「ご趣味は？」と聞かれたら読書、音楽（鑑賞・合唱）、旅行と答えていましたが、発症後、最初の2つは時間と機会がないことを理由に候補から消え、旅行が唯一の趣味となりました。夫婦のこれまでは単身赴任が多くすれ違い人生で、一緒に過ごせたのは新婚時代くらいしかなかった私たちですが、私の発症後はその期間を埋め合わせるかのようにして、会員制のリゾートクラブに入会し、旅行を楽しむようになりました。旅行の行き先は国内と国外で、国内は関東圏・伊豆方面に、国外はハワイ島方面に拠点を置き、毎年複数日連泊の旅を計画して

(15) 長谷川幸子、長田乾、長谷川幹編『脳卒中・脳外傷者のためのお助けガイド』青海社、2023

います。対面の講演旅行は当然として、講演先都市周辺在住の友人知人を訪問する旅も大変意義深く楽しい機会でした。国内は一回2－3泊程度で温泉に浸かったり土地の名物料理を食べたり近隣在住の友人知人と会ったり、国外は一回1－2週間程度を目安にしています。一度コンドミニアムに落ち着くと読書したり近所を散策したりお気に入りのビーチやプールで泳いだり、ゆっくり「暮らすように楽しんで」文字通りバカンス生活をしています。ただ、このご時世、どこに行っても物価高騰のため健康によい食材が手に入らないのが悩みのタネです。

「旅は最高のリハビリ❣」という同業者の名言がありますが、旅することは以前の生活に「全人的復権」（リハビリテーションに造詣の深い上田敏先生によると、これがリハビリテーションの本来の意味だそうです）できる素晴らしい機会だと思います。宿泊予約手続きや交通機関の手配など面倒な事前手続きから始まって旅先の滞在期間中の天気にふさわしい服装を宿泊日数分揃えて荷物を造ることや現地での細かい観光の手配など、自立した一人前の人間としての行動が必要です。私はこれまでも重症度にかかわらず転倒や打撲により怪我をした経験があります。大きな怪我は治療完了まで7か月を要し、今でも大きな傷跡が残り大変悩まされました。このため、毎回の旅行では「怪我をしないこと」を最大の注意事項としています。

社会へ飛び出せ！

大学の教員としての活動は終わりましたが、振り返ってみると、１９９９年の着任から２００９年の発症までの期間中に実現できたことより、上述のように２０１１年に東京に腰を落ち着けてから現時点までになし得たことの方が私には質的量的に意義深いように思います。

結局、大学の中では対象も仕事の内容も限られますので、退職して東京で新しく活動を始めた私にとってここで再開した生活は、気づかないうちに教員という枠にはめられた狭く限定された働き方から「社会に飛び出す」ということにもなり、退職して東京に戻るという決断は、実は大正解だったのではないかと思います。読者の皆さんはどう評価されますでしょうか？

本来なら出会うはずのなかった人々との邂逅

人生は不思議な一本道だと思います。その人生の途上で思いがけない巡り合わせに遭遇する人もいます。自分とは全く違った環境で育ち、考え方も生き方も異なった人との出会いは時に強烈です。その人の影響で物の見方考え方がこれまでとは一変するようなことが生じ得ます。脳卒中のような大病や、勤務先会社の倒産・盗難・愛する人の死・不慮の事故・自己破産・自然災害や火災による被災など何らかの理由で直進できない事態によって一本道の途中で他の道と交差したり、行き止まりになったりすることがあるのではないかと思います。そのような時、多くの人は途上でどの方向に進んだらよいかわからず、混乱して「道しるべ」を探すことと思います。ちょうど登山の途上で道に迷うように。これまで歩んできた道は平担な一本道でしたが、「事件」を経験して失ったものの大きさを思い千々に乱れる心を抱え人々は進むべき道を見失い途方に暮れるかもしれません。

そんな時に、まるで天使のような存在が現れて進むべき方向を指し示してくれることがあります。最初はこれから自分にとって大きな影響を与える人とは思いもせず、普通にお付き合いが始まってその人のことが気にならないこともあるでしょう。なぜなら、その人は生まれも育ちも考え方も自分とは全く異なる人だからです。

第二部では私の発症後の人生で出会った人とその活動について述べようと思います。振り返ると、こうした「自分とは異なる道を辿ってきた人たち」の影響力は非常に大きく、私の視野を広げ障害に対する考え方を少しずつ変えていってくれたようにも思います。

私の場合、大学1年の時、キリスト教の信仰を持ったことが一大事件でした。もともとミッションスクールで中高時代を過ごし、毎朝の礼拝や聖書科の授業を通してキリスト教を理解していたつもりでしたが、大学に進学して聖書研究会に誘われ仲間と聖書を読むうちに、私の中で人生観・価値観がすっかり変わりました。おそらく、私を聖書研究会に誘ってくれた先輩やその先輩を囲んだ数人の上級生の「聖書に学ぼうとする真剣な言動」が若い私の人生設計に大きく影響したのだと思います。ここに至る期間のうち十何年かは私がこのグループの幹事役を務め、神戸大学に転出してからもメンバー間の連絡業務を続けていたので、私の負担増を案ずる別の方が交代を申し出てくださいました。どれほどこの会が私にとって大きな意義を持つかは、卒業後50年経った今でもこの聖書研究会の同窓会

（リユニオン）が毎年懐かしのキャンパス内礼拝堂で開催され続け、私も毎年この会に喜んで参加していることからわかると思います。何しろ、東京の病院に転院した時、いの一番に希望した外出先が出身大学キャンパスで行われるこの聖書研究会のリユニオンだったのですから。私は当日、夫の介助で車椅子に乗り、同窓会館に集まった懐かしい仲間に拍手で迎えられ、生きて仲間と再会できた感激で大泣きをしたことを覚えています。それほど、青春を真摯に生きたこのグループが私にとって大きな意味を持つ存在だったということだと思います。

このグループで聖書を学ぶうちにどんどん変わっていく娘の変化に親も驚き、まず母親が、娘の通う教会に様子を見に行って信仰を持つようになり、次は父親が病床で受洗し、続いて姉も闘病中に受洗した結果、５人家族のうち４人までがクリスチャンになりました。そして私は同じ信仰を持つ未来の夫と同じ教会で一緒にキリスト教の特別な記念日に受洗しました。１９７２年5月21日のことです。それ以来50余年という長期間を、互いに信頼し同じキリスト教信仰を持つクリスチャン夫婦としてともに生きてきており、聖書を基礎とするものの見方を信条として何事にも誠実に取り組んできました。いわば人生の途上ですっかり変わった人物の実例と言えましょう。

第二部
脳卒中が引き起こした素敵な出会い

Ⅳ．専門性を深める中で

小林純也PTと脳卒中フェスティバル（脳フェス）

東京に戻ってきて、執筆作業など慌ただしい毎日を過ごしていた時期の出来事でした。ネットサーフィンしていた私は「脳卒中を経験した理学療法士」として紹介されている一人の男性の写真を見つけました。その男性は駐車場の車止めのようなコンクリート柱に座り、はにかんだような微笑みを浮かべていて、何とも言えない優し気な雰囲気が感じられました。

「同じような経験をされた方なんだなあ。一度話してみたいなあ」と思っていたら、何と数か月後に招かれて出かけた後述の「動きのコツ研究所リハビリセンター」の講演会での共演者でした。その頃相前後して誕生した生野達也ＰＴ（後述）の団体「動きのコツ研究所リハビリセンター」が主催した第１回目の「未来へつなぐ会」で脳卒中を経験した「当事者セラピスト」講師としてお会いしたのが小林ＰＴなのでした！　ここで小林ＰＴは私に失語症の状態を人に伝える話し方はこれでよいだろうか、理論に則っているだろうかと真剣に相談されました。実に、やることが誠実で努力家とわかる方でした。

その後、小林ＰＴとは東京リハビリテーションサービス（三輪書店＋リニエグループ）さん主催の講演会でもご一緒しました。障害当事者の主観をとても大切にする彼らしく、ご自身の症状を聴衆に追体験してもらうための小道具を持参しての演出が心憎く、訥々と話す私とは対照的に、スピーチも流れるようでよくわかり、羨望と尊敬が入り交じった気持ちでお話を聞きました。そうこうしているうちにほどなく、彼は障害者団体「脳フェス」（脳卒中フェスティバル）を立ち上げ、「楽しい！をみんなへ」、「可能性は無限大！」を合言葉に活動を始めていました。小

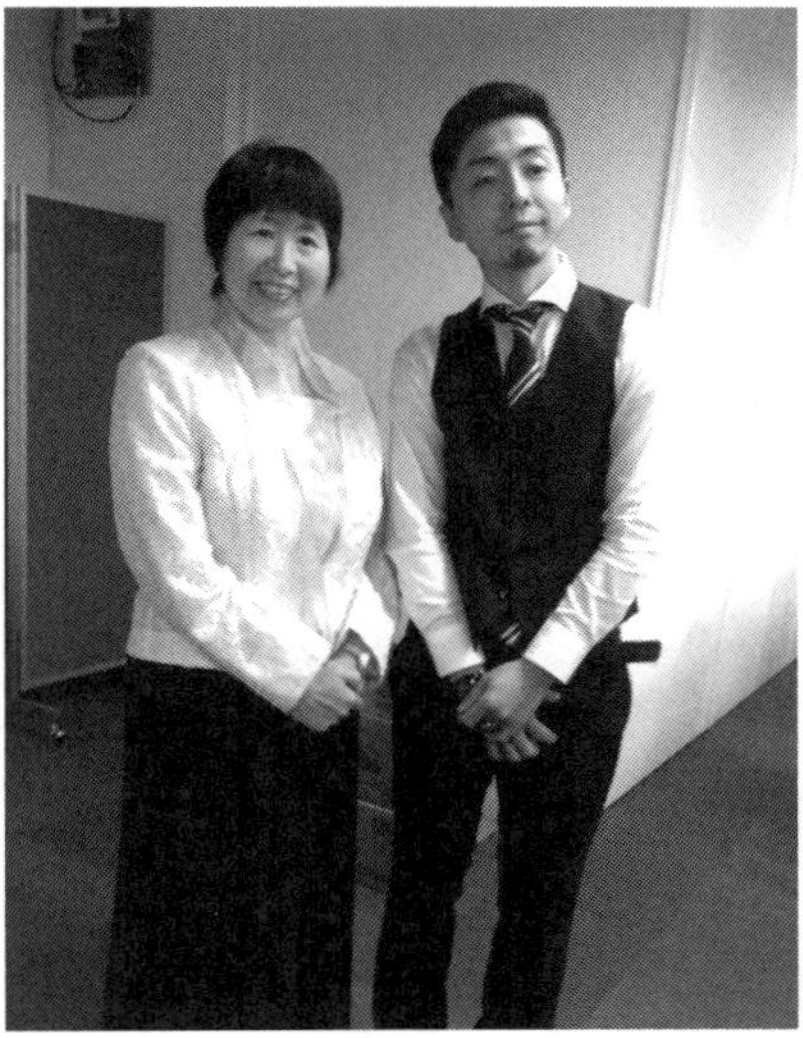

某講演会にて小林 PT と共演

林ＰＴは脳フェスに所属する障害を持ったメンバーをその持ち味を生かして適材適所に配置し、STROKERSと名付けたダンスグループを結成しパフォーマンスをみんなで楽しんだり楽曲を作ったり（エンタメ班）、片手だけで魔法のような料理をしたり（後述、料理班）、片手でも様々なアイデアでメイキャップやスポーツを楽しんだり（美容班・スポーツ班）など脳卒中当事者を巻き込む楽しさ溢れる活動を短期間のうちに始めていました（https：//noufes.com/about/）。性格的にも人を惹き付けるカリスマ性のある方で、脳フェスに参加した多くの当事者が「純也さん」とか「小林さん」とか呼んでたいそう慕っている点も素晴らしいと思います。どんな時にも謙虚で、自慢したり驕ったりしない点もグループを束ねる小林ＰＴの優れたもう一つの長所だと思います。

私は東京で開催の２会場での脳フェスイベントに参加しました。２０１７年10月の第１回は上野のレンタルスペースで開催され、台風の大雨風の中全身ずぶ濡れになって会場に向かった思い出があります。引き返そうと思えばできたのに、なぜか帰宅することは考えませんでした。それほどこの脳フェスの魅力は大きかったのです。第２回はおしゃれな六本木ヒルズ内ワンフロアの広大な会場で、同じ平面にたくさんのブースやコーナーがありました。補装具相談コーナーや片手でつけられるハンドメイドのアクセサリー、メイク体験、靴の相談、スポーツ体験コーナー、片手で調理できるグッズコーナー、音楽鑑賞など、興味があり試してみたいブースに立ち寄れる楽しい趣向だらけでした。入場して気づいたことに、まずは会場内の熱気が明らかに類似の催しと違いました。打ち合わせたわけでもないのに、参加者みなが熱くて笑顔なのです。私は会場内で強力なワクワク感を感じ、参加者の誰一人として片麻痺の自分を恥じる様子もない雰囲気に心底驚きました。当事者によるファッションショーでは全員が堂々とし、笑顔で自分にピッタリ合った服を着てランウェイを独歩・杖歩行・車椅子移動している様子に感動し、ビートの効いたSTROKERSの音楽とダンスに酔いしれ、片手で着脱可能な手作りアクセサリーにうっとりしているうちにハッと気づくと笑顔になっている自分に気づき、「一人じゃないんだ！　仲間がいるんだ！」と嬉しい気持ちになりました。会場では障害を持った知らない人たちから声をかけられて言葉につき相談されることもありましたが、私は少しでもお役に立てればという気持ちで喜んで応じました。とにかく、会場には誰一人として怒った表情や悲しんだ表情の顔はなく、皆が笑顔でイベントを楽しんでおり、会場全体に優しさと信頼の気持ちが満ちているようにも感じました。こんな楽しい場所は他にないと強く思いました。それが後述するＰＴＧの実現形だったのではないかと思います。

この魅力的なイベントの立役者が小林ＰＴなのです。彼は、脳フェス本番や脳フェスチャンネルのような楽しいイベントでは巧みな話術と演出で相手を自分の世界に惹き込む方法を知っていて皆が同じように熱くなれるように演出し、挙句の果てに障がいも健常も関係ない、全ての人を応援するアクション映画「ファーストミッション」も撮ってしまう活躍ぶり。私にとって彼はまさに前述の「天使」のような人でした。また、何よりも障害の有無に関係なく人生を楽しもうというその理念に共感しました。

彼と一緒に初動負荷トレーニングB.M.L.T.の提供する5日間の合宿に鳥取まで出かけたこともよい思い出です。B.M.L.T.は小林ＰＴの病初期に通った施設で出会って効果を上げたトレーニング方法です。使うマシーンは普通のジムにあるような普通の形ですが、全方向に向け自由自在に動く「B.M.L.T.カム®」マシンと言われる優れもので使っている人の「筋緊張を緩めしなやかな動きを生み出す」ことが特徴のようです。有名スポーツ選手もオフ期間中はこれを目当てにトレーニングのため積極的に来館しているほど評判のトレーニング法です。実際、私たちの合宿中に有名ゴルフ選手を見かけることがありました。私は私で、別ルートからこのトレーニング法を知り既に何回か合宿を経験していました。ある時このトレーニングの話題で小林ＰＴと盛り上がり、それなら今度一緒に現地で合宿しようという計画を立てました。私たち夫婦と彼と３人でトレーニングジムに隣接したホテルに連泊して、イチロー選手も現役時代自宅に設備一式備えトレーニングに使用したというこのマシーンでともに練習に励み、ともに砂丘見物し土地の名物料理を堪能したことも懐かしく思い出します。結局成果は上がりませんでしたが……

その後もケアコミ学会の委員会活動でも委員会仲間としてご尽力いただきました。彼の脳フェス活動に私が応援コメントを書き、私が関わる失語症活動にも彼に協力してもらうなど互いに協力し尊敬し合える関係者として長くお付き合いしてきた頼りになる病気仲間です。

多田紀子ＳＴとＮＰＯ法人ReＲeジョブ大阪

２０１８年11月、私の所属する職能団体日本言語聴覚士協会が毎年９月１日の

「言語聴覚の日」を祝って開催した兵庫県内二番目の姫路での記念講演での出来事でした。イベントが終わりスタッフとホッと一息ついていたら、私目がけて駆け寄ってくる人が見えました。「とても素晴らしい講演でした。先生の表現、お借りしていいですか？」と私に声をかけてこられたのが西村（多田）紀子STでした。先生は難関国立大学を卒業後医療の道に進まれ、病院でSTとして臨床活動中に、回復期病院を退院した「就職したくても受け入れ先が見つからない」という失語症の方の「行き場のない現実」を知って愕然とされ、一念発起して失語症・高次脳機能障害を負った方たちの就労の問題を解決するNPO法人を設立したのです。お会いした２０１８年当初は講演会や研究会、当事者会を開いていましたが、先生の活動はさらに広がり、このような状況にある当事者をインタビューし、個別の背景とともに就労する際の問題点と工夫を事例研究した「脳に何かがあったとき」を毎月発行することにつながりました。私もこの冊子のインタビュー対象にとりあげていただき、「失語症の日」に合わせた２０２４年４月号から6回連載していただきました。先見の明を持つ多田STは、冊子編集と並行して試験的に「オンライン言語リハビリ」を運営され、この方法が現実に効果を持つか見極めておられるところでした。私も研究所相談者のうち何人かの失語症の方を先生の団体に紹介してリハビリしていただいたことがあります。中には、中等度の失語症を克服して２０２３年に公務員として現職復帰されたＳさんのように先生のオンライン言語リハビリが実際に成果を上げた例もあり、このオンライン言語リハビリは対面せずに効果的なリハビリが可能なツールとして、業界内外で注目されつつあります。研究補助金・運営助成金獲得のノウハウにも精通しており、立ち上げた会社社長という立場で人事総務など全体を把握しなければならない役割があり、いつも効率的な運用を考えているので、考え方も実践的で人事や経済に対する心配りも見事です。最初の出会い以来意気投合して互いの拠点を訪問したり、ＳＮＳでチャットしたり、地理的に離れてはいても同じバックグラウンドと関心を持つ者同士のよしみで個人的交流を続け、その他様々な面において同業者としてよいお付き合いを続けています。間違いなく、先生は前述した私にとって突然現れた天使のような存在であり、私は共通課題に対する先生の真摯な態度に深く共感した者として、仲良く失語症関連プロジェクトをともに進めています。

また、前述のように、多田ＳＴをはじめ失語症を対象として臨床活動している同業の仲間と一緒に２０２０年、「失語症の日」を記念日登録しました。毎年こ

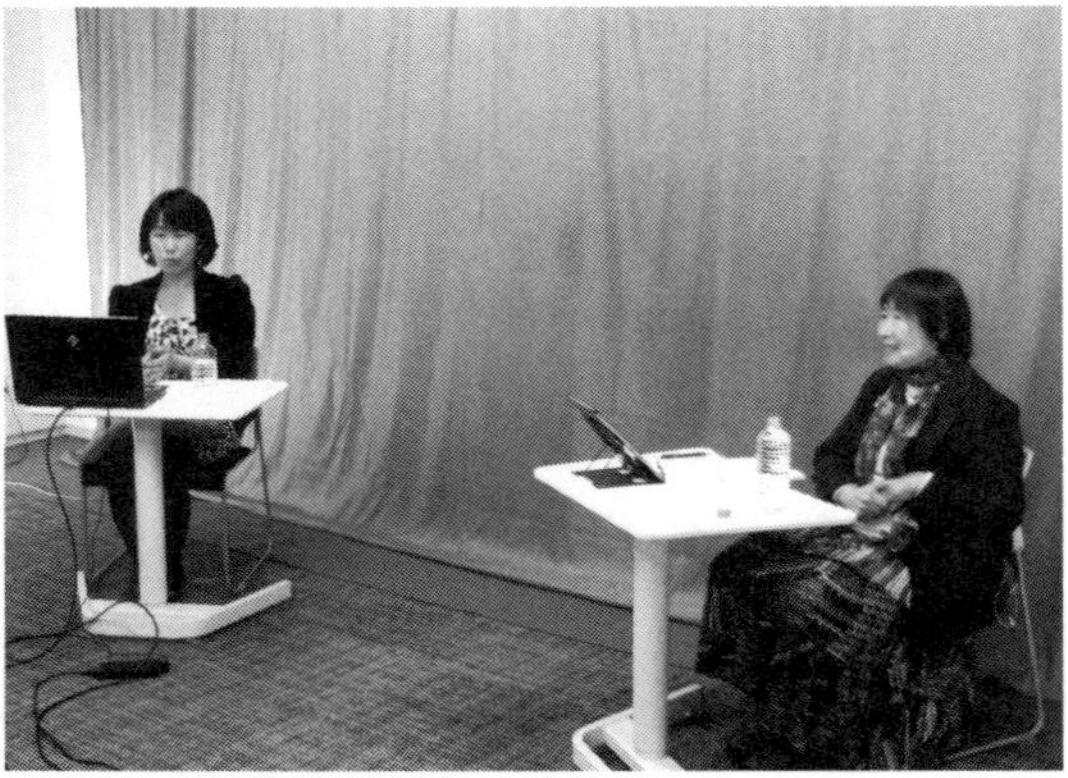

「失語症の日」特別企画で対談中の多田紀子STと私

のイベントは各地の失語症者の楽しみとなっているようで、2022年のイベントでは愛知県の関係者により当事者の共感を呼ぶ「ぼくらの唄」という感動的な歌まで作られています。

多田STとは思いがけなく長く濃密なお付き合いになり、ご一緒に（株）geneさんの教育動画「MITオンラインセミナー」に部分的に出演したり、その他いくつかのセミナーに登場させていただいたりと、学術面でも協力させていただいています。

生野達也PTと
動きのコツ研究所リハビリセンター

東京生活を始めしばらく経って、ネット

サーフィンを続けていたら「感じることが動きにつながる」という意味のキャッチフレーズを見かけ、「あっ、これだ！　これまでリハビリの中心に据えてきた考え方による技法だ！」とピンときた私は施術を受けにわざわざ西宮にあるこちらのリハビリ拠点に出かけて出会ったのが生野達也ＰＴでした。彼こそ「動きのコツ協会」を開設しその代表理事および「動きのコツ研究所リハビリセンター」代表として、またリモット株式会社の社長として、将来の脳卒中当事者のリハビリテーションの動向を考え保険外治療（自由診療）の領域で「当事者の笑顔を増やすため」に活動している人なのでした。

　麻痺と感覚障害は私の経過中最大の悩みであった症状ですので、これらと闘った私の経過や思いのたけを麻痺回復の専門家生野ＰＴの項目に絡め、ここでまとめて述べたいと思います。

　訪ねた先のその治療拠点は普通の壁に手すりがついただけの細長く大変狭い場所で、隣のエステルームにつながる空間をカーテンで仕切って共有しているようで、隣から美容関連のカウンセリングらしき女性の声が聞こえていました。そこにパソコンを置き、動作を撮影し記録を取るのですから、狭いことこの上ない場所でした。そんな施術場所の狭さには少々驚いたものの、西宮という場所柄、賃料など経済的負担も大きいのではないかと納得でした。施術料は自由診療のため思いがけず高めでしたが丁寧で、その時間に実施したことをすべて写真・データつきで1冊のファイルにまとめて後ほどプレゼントしていただき、納得しました。この保険外診療に伴う施術料の高さが本技法による施術推進の阻害要因になっているのではないかと疑問に思いました。せっかく効果があっても費用の面で納得できなければ、誰もが積極的にその技法での施術を希望するとはいかないように思います。なぜなら、多くの人は高額な費用を支払ってでもその治療を受けるのはその治療の価値を認めたときであり、費用対効果が見合わないと思う時そこから離れるからです。この裏に日本の医療は国民皆保険制度であることにより、保険外診療の枠組みが育ちにくいしくみが存在するためではないかと思います。

生野ＰＴによると、私は歩行できるものの両方の臀部に体重が均等に乗せられていない状態だそうで、施術時は両臀部に等しく荷重をかける練習を繰り返しました。

その理論的根拠は、神戸大学大学院の授業で意気投合したＰＴの大学院生の熱心な勧めに加え私もその理論に納得したおかげで麻痺治療の基礎に据えた「認知神経リハビリテーション」（当時は「認知運動療法」と呼称）という考え方でした。より詳しく説明すると、イタリアの神経内科医Ｄｒ．ペルフェッティが提唱した「能動的に触れた対象の硬さや材質などの感覚情報を分析する力を鍛えると結果的にそれが動きを生じさせる」というしくみを応用したもので、発症当初、私は感覚障害に悩みながらも硬さが多数段階に分かれた「施術用スポンジ」まで自宅用に手に入れて、熱心に「感じる」トレーニングを繰り返しました。理論上、スポンジを麻痺や感覚障害の影響の少ない肩に当てて（おそらく私の場合は感覚障害が強すぎて他の身体部位ではこの方法が適していないために苦肉の策として「肩」が選ばれたのだと思います）その硬さを識別できるほど感覚が研ぎすまされると、目的の動作ができるようになります。残念ながら、当時の私は両極端の硬さはわかるものの、それ以外の硬さに対する感覚が適切に感じ取れない状態でしたから、どれがどれより硬いか柔らかいかという微妙な段階がほとんどと言ってよいほど識別できず、したがって運動麻痺はほぼ改善せずじまいでした。

生野ＰＴとの出会いの後、本技法を私の麻痺改善法として本格的に採用するかどうか判断するために、過去に報告された事例を、掲載誌を入手して検討してみました。本技法がどの程度私自身の麻痺改善に役立つものかについての文献的検討では、将来有望な理論であるものの、病前の状態にまで回復した症例報告はほとんどなく、本技法の効果をエビデンスとして示す報告は決して多くはないと思われました。これまで麻痺を改善すると称した多くの技法がこの領域で報告され私自身も可能な限り自分でも経験してきました。某リハビリ専門誌に特集が組まれた上肢麻痺改善のための様々な技法も試しました。ＩＶＥＳという電気刺激、鍼灸、振動刺激、経頭蓋直流電気刺激（ｔＤＣＳ）、ミラーセラピー、経頭蓋磁気刺激（ＴＭＳ）、ＨＡＬ（サイボーグ型ロボット技術）、さらには野口整体、気功やヨガ、初動負荷トレーニング（B.M.L.T.）については時間と費用をかけてトレーニングしました。しかし、このうち手ごたえを感じたものはほぼなく、効果を上げた場合でも集中的トレーニングを怠るとすぐに以前の状態に戻ることの繰り返しでこれが効果的と断言できるリハビリを見出せず、私なりに全力を尽くしたのにお手上げという気持ちでした。私としては思いがけず抱えてしまった麻痺や感覚障害やその他の不快な症状をリハビリの未解消し日常生活を快適に過ごせることを切望しており、その希望を達成するためには技法を選ばず努力を惜しまずリハビリに励みたいと考えたのです。このため、実際のリハビリテーションでは本技法に絶対的信頼を置いてこれ一本に絞りトレーニングに励むというわけにもいかず躊躇いを感じ、私はこれまでどっちつかずの伝統的技法に頼りながら生真面目にリハビリ生活を続けてきました。それもそのはず、本領域に非常に多い「効果的な」と謳われる技法の中で、素人の私は絶対よくなるという方法というものを特定できずにいたのですから。同様のことが私の専門領域にも言えます。「〇〇できない」という現象は同じでも、それを改善させると主張する多種多様な介入技法の中から、たとえ専門職といえども、最も効果のある技法を特定できず、選択もできない状態なのです。リハビリの領域で、特定の症状に有効な技法が一つに定まっていない状況なのが障害当事者にとって最も困る状況です。麻痺を抱えた私は自分の研究室所属大学院生の中から頼りになるアドバイスをしてくれそうな人が現れないものかと期待し連絡を待っていたところ、ある院生から連絡がありました。本技法を強力に勧めるというのです。私の社会人大学院生の多くは本技法を専門に追求する研究会に所属し、中には実際に発祥の地イタリアに渡って現地で開発者からさらに高度な手技を学んできた熱心な人もいた半面、本技法実践者は顕著な効果を示した実践的報告が出せずにいた状況でした。効果がありそうなことはうすうすわかったけれど、いざ本技法に絞ってリハビリすると明確な改善を報告しにくいということになるでしょうか。

それまで身体機能を巡る知識や経験が極めて少ないＳＴの私には麻痺改善に関し周囲の大学院生から入手できるこれ以外の治療技法の専門的客観的情報がほとんどなく、上肢リハビリ技法に関してまとめられていた専門誌の特集しか参考にするべき決め手がなかったわけです。歩行は既に自立し、残るは利き手である左上肢の身体機能改善のみが課題だった私にとって、身体機能障害に対するリハビリ技法に関する情報不足は最大の難関でした。私は有効な技法の情報を求めて専門誌を読み漁り、Facebookを調べ、周囲に聞きあたり、麻痺関連の専門家の講演を聞き、実際にいくつかの技法の経験もしてみて、自分にできる最大限の努力をしたつもりです。でも、最終的にやはり本技法は気になる存在でした。

そのため、私自身はそもそも本技法の理論的正当性は確信までは行かないけれど納得できるうえ、「登頂するために利用可能な登山ルートは一つとは限らないこと」と、「本技法は言語機能の重要性についても強調しており言語を大切にする職種であるＳＴとして共感の必然性があること」を拠りどころにして麻痺治療の有効性を主張する数多くの技法の中でも特に本技法の特徴を意識して部分的に自分のリハビリに用いることにこだわってきました。後日、あまりにも重度な感覚障害のため本技法継続を断念しましたが、少なくとも本技法が強調する「感じることが動きにつながること」および「運動する前にその運動をイメージすると動きやすいこと」を重視して忍耐強く今後決して諦めずにリハビリを続けようと思います。事実、あれほど固く握り込んでしまい手を開くのが大変だった拳も開き、指もわずかながら自分の意思で動かせるようになってきているのはその効果と思います。いつの日か思い通りに体の動きをコントロールできる日が来ることを期待しています。私の訪問リハビリセラピストに「素晴らしい！　関さんの自主トレの成果ですね！」と褒められているのですから、さらに何とかしたいと思うのは当然です。

生野先生のリハビリの各側面に関するアドバイスは具体的で大変有益です。先生は、既設の「動きのコツ研究所リハビリセンター」の活動を発展させ、「頑張らなくても楽に動ける動きのコツ動画」を毎朝定時に配信されています。この「動きのコツ研究所リハビリセンター」は「現行の医療制度が指摘する改善可能な発症後半年を超えても麻痺の改善は生じ得ること」に加え、「セラピストからの指示待ちという受け身の構えではなく能動的に動いてこそ自由で楽に動ける毎日の行動変容が実現すること」など私のモットーとも共通する事項を提唱しています。確かに、コツコツと熱心にリハビリを続ける人はそうでない人よりも早くゴールに到達する印象があります。加えて、ST領域では発症半年を超えても言語機能が回復する例を頻繁に経験していますし、「効果が明確な人」はセラピストに依存せず、自ら能動的に自主練習する人であることは現場にいる私たちがよく知っている事実です。実際、担当の訪問リハビリセラピストたちは私の自主練習の成果とも推定できる運動機能の改善にいつも驚き褒めてくれます。生野グループの先生方が視聴者に投げかける本気度を問う質問は、本気で改善を追求する人にとっては具体的で状況に応じたものかもしれませんが、漠然と動画を見るだけの人にとっては即刻助けとはならないかもしれません。

さらに、生野PTはLINEにオープンチャットを開設され、そこで多数の脳卒中当事者たちが参加して活発に交流をしています。この状況は本企画に対する期待の高さを示していると感じました。Facebookには多数の当事者コミュニティがありますが、本企画は相互の関係がより近くなり、個々人にとってより居心地のよさそうなコミュニティだと思いました。さらに、特定の曜日に「立ち上がり」のような特定課題の動作を行っている動画を自己評価とともに投稿したメンバー同士が、お互いに褒め合っている様子は、確かに楽しんで刺激し合っていることが分かるものの、反面歯が浮くような誉め言葉の応酬で、あまりにも「褒めちぎり」が多いと感じます。すべての参加者が居心地よく過ごせ、その意欲を削がないための配慮の現れとは思いますが、過度の褒め合いは第三者的立場の人の気持ちを萎えさせる結果になりかねないと思います。

そうこうするうちに、生野ＰＴは「動きのコツ研究所リハビリセンター」を正式に整備・オンライン化して全国規模に拡大され、「未来につなぐ家族会」を結成し、「動きのコツ」メールを定期配信し、YouTubeには研究所スタッフによる「楽に動けるコツ」動画がアップされ、当事者向け実技コースも新設され、きめ細やかな当事者からの悩み相談に応じてもらえる仕組みが整っており、今では全国各自治体にピアサポーターを置く夢を描くまでにビッグになられています。生野先生とのお付き合いはずっと以前の「未来へつなぐ会」から始まり長期間続いていますが、おそらく先生は私を認識されないのではないか、と思うほど交流が途絶えて久しい状態です。しかし、先生とは毎日の定期便のメールでお写真のみ拝見する上に、先を見越した画期的で緻密なお考えにより「動きのコツ」活動を始められた方として一方的に尊敬を込め、読者の皆さんにぜひともご紹介したく実体験とともに本項に書かせていただいた次第です。否定的な意見も書きましたが、素朴な一当事者の感想です。失礼がありましたら、お許しください。

園田尚美氏と日本失語症協議会

園田さんは日本で初の失語症当事者団体「日本失語症協議会」の第五代理事長です。神戸在住時はお名前だけ知っておりましたが私が東京に移ってすぐ「失語症者の生きづらさ」に関する調査を巡る陳情活動で直接交流が始まりました。国会議員会館などは私の人生でこれまで行ったことのない場所でしたから、入館時に係員による書類と荷物のチェックが入り、緊張しつつ入口を通った記憶があります。そのすべての取りまとめ役が園田理事長であり、右も左もわからぬ状態の私は、通い慣れているように見える園田さんのご様子を憧れと感動で拝見したものです。議員会館では当協議会の顧問である国会議員さんのお部屋にお通しいただき、障害を持つ人たちの生きづらさや陳情の趣旨を説明するなど貴重な経験をさせていただきました。園田理事長は小柄な体をフル回転させて全国を飛び回り、地方の当事者会に対する気遣いも怠りなく、居住自治体との折衝も円滑に実施され、見事に全国組織を率いておられる姿は尊敬に値します。

また、園田理事長は働き盛りの歳に脳卒中に罹患し重度失語症になられたご主人をはじめ回復を望む多くの失語症の方々のために「言語生活サポートセンター」という失語症に特化したデイサービスを開設されており、私も自分の研究所の来談者を何名かこちらにご紹介しました。２０２４年春から新たな構想による多面的サービスを開始されましたが、この施設がますます利用者さんの期待に応えられるサービスを提供できますよう応援しています。

来談者のご家族と一緒に当所で開催される失語症カフェ「ワックル」によく参加しますが、初来所の皆さんが参加される際には、自分がこの世で一番不幸だと思っているご本人に「うまく意思伝達できずに苦労しているのは自分だけではない」と実感していただく機会とするためにスタッフの皆さんはいつも配慮しています。実に、この失語症カフェは当人にとって仲間が作れる上に、ご家族など付き添いの方にとっても情報交換できる絶好の機会で、こちらでは隔月に一度日曜の午後に場所を開放してくださり、失語の有無に関係なく希望者が集い自己紹介をしたりゲームをしたり、時にはミニハンドベルの合奏をして、みんなで楽しいひとときを過ごします。また、評判を聞きつけたＳＴ養成校の学生さんが参加することもあり、私もこの集まりに参加して若い同業者から刺激を受けることを楽しみにしています。この「ワックル」は私が最も素晴らしいと思う企画で、失語症の方をお連れすると、まずこの集いが醸し出す雰囲気を大変温かいと感じてくださるようです。ご本人の自己紹介の順番が回ってきたとき、たとえやっとの思いでご自分の氏名しか言えなくても、この障害をよく知る出席者の多くは大喝采してくれ、それがまたご本人の自信にもなるという嬉しい場面を見ることができます。しばらく通って顔なじみの仲間ができると、会の終了後などに誘い合って美味しいものを食べに行ったり、ボイストレーニングや習字の教室に参加したり楽しいイベントが多数あり、社会参加へのモチベーションが湧くようです。私のような失語症に使命感を持つ人から講演会などのイベント情報があった場合には、家族に付き添われて参加することもできます。先日、ワックル参加者が東京都主催の音楽イベントで表彰された嬉しい出来事もありました。

さらに、失語症協議会は全国大会を開催しており、全国の失語症者の再会の場を提供しています。コロナ禍で対面での集まりが難しい時期が続きましたが、2023年秋には4年ぶりに全国大会が実施され、多くの当事者が一堂に会し、長く不安なコロナ期間を終え久しぶりに会えた仲間と再会を喜び合いました。会場にはそこかしこに仲間と再会できた満足気な笑顔のご家族が見られました。

一方、私も理事長と個人的な交流をさせていただくことがあり、時にはワイングラスを片手に個人的な話もするなど、ここ十年以上にわたり様々な機会にて親しくお付き合いさせていただいています。

V. 社会活動を通して

川尻美佐緒さん・下沢寛美さん・金子尚子さんとチームLEO

ある時、足立区のリハビリについて研修会の通知があり、親しくしているナレーターで病気仲間の沼尾ひろ子さん（後述）が司会と講演をするというので遠路はるばる出かけたところ、偶然Facebook上で同じ会場に来ている川尻さんと下沢さんのお二人の相棒探し中のチャットを見つけました。その地域について詳しくなく会場外の飲食店情報もなかった私は、渡りに船とばかりにそのうちの川尻さんに横から連絡してご一緒に行動する約束を取り付けました。

メッセージに気づいた川尻さんからの「お茶しましょう」という提案を受け、うまく合流して3人揃ってカフェに入店。私の心細さも解消し、3人仲良く並んで残りのプログラムに参加し、あれこれ話して意気投合したのが、チームLEOとの交流の出発点でした。

それ以来、川尻さんと下沢さんは当日欠席だった3人目のメンバー金子尚子さんとともに脳フェス活動を開始し左片麻痺トリオ「チームＬＥＯ」として「片手でクッキング」の活動を続け、大躍進されています。１００均ショップの商品を上手に調理道具に取り入れて、私にとって難題の「食材を固定しカットする」のも、「出来上がったお料理をラップに包んでレンチンする」のも、このトリオはまるで魔法のように大変手早くスマートにやってのけるので、こちらは大口を開けて見ているだけなのです。先日など、川尻さんに「S字フックを使ってビニール袋の手の部分を縛る方法」を動画付きで教えていただいたばかりです。

3人それぞれにニックネームがついていて、川尻さんはミチャボさん、下沢さんはひろさん、金子さんはなおさんです。ニックネームの方が名字より親しみが湧くので、私はいつもニックネームを使って3人それぞれに呼びかけています。

そもそも、ミチャボさん（川尻さん）は同居のお嫁さんのアイデアである、冷たい飲み物を入れた容器を片手で持って中の液体が零れないよう首から下げて吊るすアイデアグッズを公開した他、片麻痺の人にありがちな最大の困りごと「両手を同時に使えない不便」を解消するグッズとしてパンにバターを塗るために「壁」を作った便利グッズ「片手でぬれ～る」という可愛い絵柄付きのお皿を窯で焼き商品化した発想豊かな方。幾多の病気や困難を乗り越えてこられ、病気に対する肝っ玉が据わった態度に多くの脳フェスコミュニティの当事者は励まされています。さらに、それぞれが障害を持ってもきちんとリハビリに励み前向きに生きようという姿勢を示しているのも絶賛理由の一つと思います。

また、「医薬に関する何らかの問題」が生じると、薬剤師のひろさん（下沢さん）のチーム中ただ一人の「医療者としての反応」が光ります。私も薬の変更に関する心配事を相談すると、専門家ならではの知識でアドバイスしてくれてとても助けられました。大変アクティブな活動家でFacebookの投稿記事を読むと、「この方の24時間はどうなっているんだろう？」と思うほど多方面に軽快なフットワークで動き回っています。ひろさんはかかりつけ先クリニックや関係医療機関にご自身が関係する団体イベントなどのチラシを配り、「影の広報係」として活躍されています。脳フェスと嵐をこよなく愛する彼女の広報力と自己研鑽、そしてパワフルな活動は目を見張ります。ＬＥＯの３人は脳フェスの一部門として「脳フェスチャンネル」やテレビ番組に出演したり、お喋りや相談事に対応をしまくる「談話室ＬＥＯ」など独自の企画を発信したりして活躍中です。これほど各方面に活躍中にもかかわらず、貢献してきた実績を誇る様子もなくご自分のリハビリもきちんとこなされているのは素晴らしいことと思います。３人目のメンバーなおさんも、他の二人と同様に片麻痺ゆえに生じる日々の生活上の困りごとに対し見事な工夫（キッチンのシンクに両面吸盤を貼り付け、その上にブラシを固定してジャガイモを動かして皮の表面を洗う、缶切りを使わずプルトップ缶詰から中の食品を取り出す便利な方法として、蓋を開けてから蓋全体を缶に押し付けて中の食品を取り出すなど）をしている様子がテレビ番組でも紹介されて評判になりました。

おまけに、ＬＥＯの皆さんは「脳卒中友の会」活動にも「ケアコミ学会」委員会活動にも参加し、ピアサポーター活動にも熱心で、今やその企画主催イベントは満員御礼が出るほど大人気。偶々仲良くなった病気仲間がこんなに大人気になるとはびっくりです。

コロナ禍中は対面でお喋りできなかったけれど、感染収束後は私の自宅近くに来ていただいてたくさんお喋りしたことや、コロナ前のケアコミ学会「当事者社会参加推進委員会」帰りのディナーも嬉しい思い出でした。チームＬＥＯの皆さん、いつもありがとうございます！

ナレーター沼尾ひろ子さん

それまで失語症から回復したナレーターという人物像も知っており、顔写真も見知っていたけれど、沼尾ひろ子さんご自身からご連絡いただくまでは、私とは縁遠い華やかな世界の人物だと思っていました。しかし、ひろ子さんからご連絡いただき、「これから障害者は農業だと思うのよ！　私は失語症の方を農業で応援しますよ　どう思います？」と熱心に話しかけられた私が、ご一緒した自宅近くのピザ屋さんのテーブルで目を白黒させて困惑したのはつい最近のように感じます。２００６年に脳梗塞に倒れ、後遺症の重い失語症に悩み、プロとしての「声」を一時諦めかけた彼女は、その後『フランダースの犬』の朗読などを通し懸命にリハビリして見事に放送業界に復帰され、そのような大変な経験から失語症への使命感を持ち、失語症の方々の自助グループ立ち上げや教材作り、朗読会の運営、失語症セラピストへの提言書籍出版など彼女の視点からの活動をされたのはごく自然なことでした。

それがひろ子さんとのお付き合いの始まりで、その頃に出版された『ナレーターなのに失語症になっちゃった』（エスコアール、２０１４）というご著書には発症時の混乱やその後の途方もない回復に向けた努力が描かれています。ピザ屋さんでのランチ時に自筆のサインをして私にプレゼントくださり、これは彼女との貴重なつながりの記念の一冊になりました。お会いした当時は「脳梗塞患者と家族のための自立支援の会」を既に立ち上げておられ、言語トレーニング用書籍も出版され、おそらく当事者との対面言語トレーニングもされていたのではないかと思います。失語症からの回復のきっかけが物語の朗読だったことから、失語症者の朗読練習をとりわけ大事にしておられます。

その宣言の通り、２０１１年の東日本大震災を機に彼女は栃木県宇都宮市に農地を整え、失語症者のための就労支援手段とし、ブルーベリーなど農薬不使用の新鮮な農作物を収穫し支援者とともに収穫物でバーベキューを愉しみ、朗読会などを行う場所を確保されました。これは二拠点（東京と栃木）での新しい活動として注目され、また農福連携の取り組みもまた大きく注目され、農水省からの視察も受け入れたことは彼女の投稿で知りました。現在、ひろ子さんは朗読会を中心に多角的に活動されているようです。また、東京大学大学院で医療コミュニケーションを学ばれ、また教育プログラムの研究も進めておられ、様々な講演会で司会を務め、ご著書も多数出版され、大活躍をされて、まさに病気仲間のロールモデルとして憧れの存在です。２０２０年の初回「失語症の日」イベントで、私はひろ子さんと共演することになり、私が失語症の教科書的な入門知識を語り彼女はご自分の当事者としての経過を生き生きと感動的に語ったことは今でも明確に記憶に残っています。その場をパッと明るくする存在で、ケアコミ学会の二宮大会で司会をされた時のひろ子さんの目立ちようはこの上もなく、その明るく楽し気で流暢な話し方は過去に言葉の障害を経験した方とは思えないほどでした。非流暢な話し方に悩む私のお手本のような方です。特に、高音部に特徴のあるひろ子さんの感情を込めた明るい話し方は私の憧れです。右半球損傷で感情豊かな話し方のできない私には到底真似できない素晴らしいナレーションです。

ひろ子さんは「ワックル」を実施する施設で、失語症のある方に向けた「音読

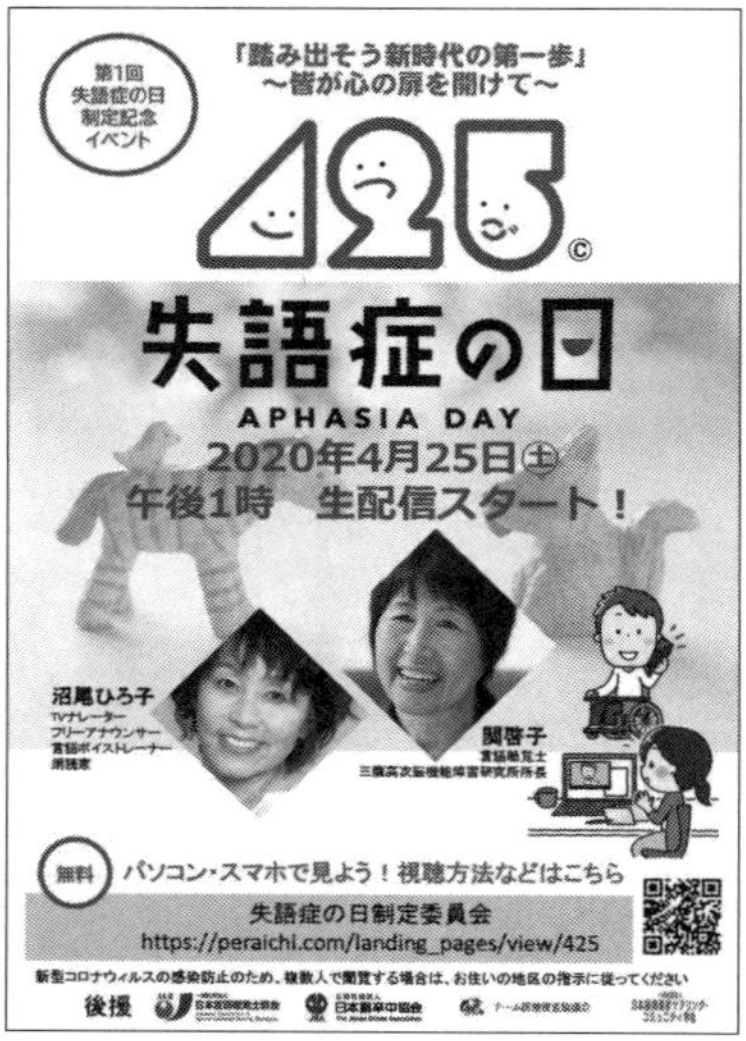
第1回
失語症の日
制定記念
イベント
「踏み出そう新時代の第一歩」
〜皆が心の扉を開けて〜
425©
失語症の日
APHASIA DAY
2020年4月25日㊏
午後1時　生配信スタート！
沼尾ひろ子
関啓子
無料
パソコン・スマホで見よう！視聴方法などはこちら
失語症の日制定委員会
https://peraichi.com/landing_pages/view/425
後援
第１回「失語症の日」ポスター

教室」を始められました。失語症から回復され、ナレーターおよびアナウンサーとしての業績を持つひろ子さんならではの音読教室が順調に発展しますよう期待しています。

山中千尋さん・金原衣理子さんと脳卒中cafe

私たち病気仲間のコミュニティには「脳卒中ｃａｆｅ」というグループがあり、そのメンバーは私と類似の過程を辿ったちーちゃんこと山中千尋さんと、ちーちゃんのリハビリを担当した金ちゃんこと金原衣理子ＯＴです。このお二人は脳卒中になって体が不自由になっても「あなたは決して一人ではない。仲間がいるよ」ということを伝えたいためにこのグループを作ったそうです。そして、参加者を笑顔にする楽しいイベントを企画し、お洒落なカフェでお喋り会相談会を開いたり当事者に向け便利グッズを手作りして参加者にプレゼントしたりしています。

そもそもお二人と仲良くなったのは、ちーちゃんがFacebook上で「第１回脳フェスチケット余っています。希望者は連絡ください」と告知した投稿に、ちょうどチケット購入を考えていた私が連絡したことから始まりました。それだけで

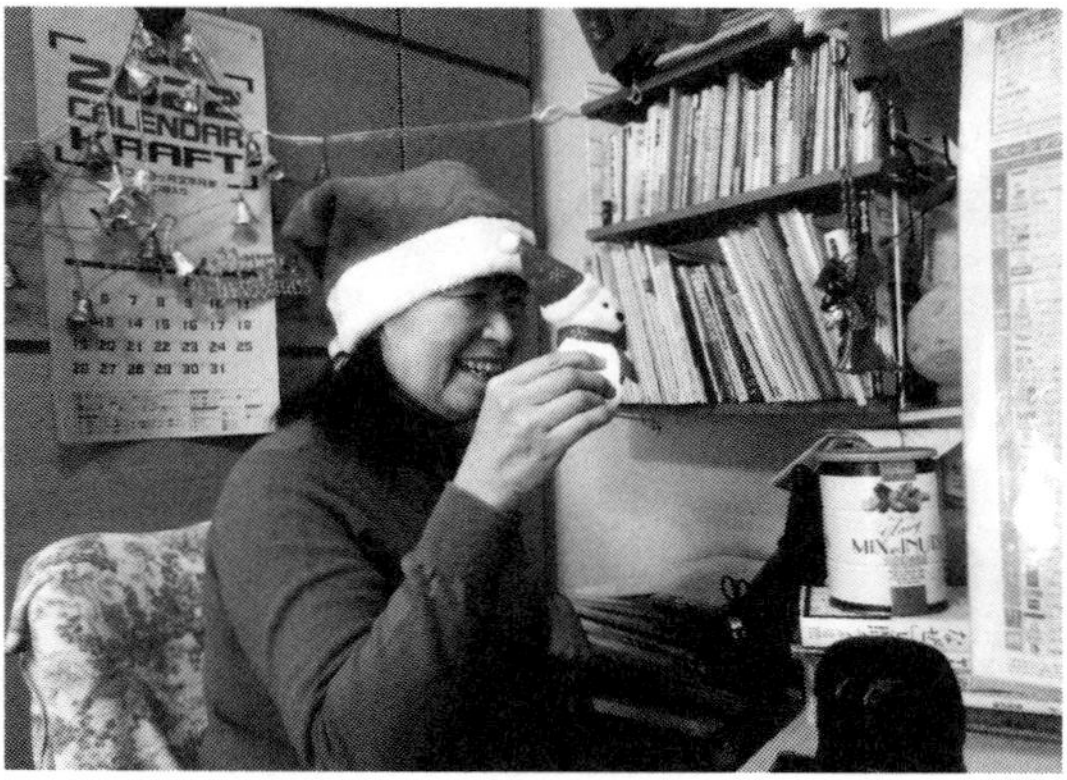

脳卒中 cafe クリスマス会

なく、代金の支払いを申し出たところ「たまたま当選したのでいいです！」と固辞されたのです。

ちーちゃんと私は発症時期も同じ頃で、TMS（磁気刺激）によるリハビリ入院時でも同様の経験をしたお仲間です。同じ病院の同じTMS（磁気）リハビリプログラムを受けるために入院し、同じリハビリの先生の指導を受けた過去の経緯があり、お互いに親しみを持ったというわけです。当然ですが、お二人は当事者とセラピストですから、片麻痺のために日常生活が支障なく過ごせる装置や自助具を開発したほど、そのもどかしさや不便さをご存知です。

金《きん》ちゃんとは同じセラピスト同士という背景がご縁で気心が知れる仲になりまし

た。それ以来、脳卒中ｃａｆｅの企画は楽しく元気をもらえるのでできる限り参加するようにしており、一昨年のクリスマスにお二人がイベントを企画された時には、私もサンタの帽子を購入し、ＰＣ周辺のクリスマスらしい装飾を準備して盛り上がり、イベントの間中楽しく過ごしたことが忘れられません。脳卒中ｃａｆｅは毎年季節ごとにカフェ会を企画し、当事者間の交流を図る計画だそうです。

水口迅さんとＮＰＯ法人みんなのポラリス

あれは私が札幌で講演会をした時でした。会場の「ちえりあ」で皆が会場の設営をしているとき、一人の大柄な男性が会場に現れ準備委員の川岸恵ＳＴに話しかけました。彼の名前は水口迅《みなくちじん》さんで、本人の説明によると、脳卒中経験者とのこと。確かに、その話し方には構音障害が感じられました。その日私の講演会がこの会場であることを知り、これを聞くために帯広から片道3時間をかけ車でやってきたそうでした。ありがたいことです！　体が大きくて厳ついのになぜか笑顔が優しく柔らかく、人を惹きつけて離さない印象がありました。

講演後には、「同病者として人生観がすっかり変わった」とのことで、様々なアイデアが頭に浮かんだ水口さんは帯広に戻って間もなく地域在住の仲間とともに障害の有無、年齢性別職業も関係なく、「地域に生きる人々みんなが良くなればいい」という理念のもとに「みんなのポラリス」というＮＰＯ法人を立ち上げました。大変心優しく親分肌の性格で、本気で十勝地方の地域おこしを考えている素晴らしい方です。私も早速このＮＰＯ法人の会員になりました。

水口さんのこれまでやってこられたことは、十勝地方初のボッチャチームを結成し、極めて重い障害を持った選手が入賞するまでサポートしたこと、ＡＬＳに罹患したシングルマザーの病状進行に応じてその先に備え本人の声を出力できる装置を導入するなどのサポートに回りその「人生の質」を高めるために尽力したこと、身体機能障害を持ったメンバーの社会参加のために「Ａ画伯」と呼んでいるボールペン画家の絵画展を開催したこと、コロナ禍期間において札幌と帯広を結びリモートで複数回「ポラリスカフェ」を開催したこと、さらにはＮＨＫパラリンピック放送リポーターに選出された帯広の車椅子仲間のＣさんの活動を支援したことなど数え上げればきりがありません。後述のケアコミ学会の理事として、ご自分の責務をきちんと果たし、理事仲間と連携して学術的活動をされています。私は水口さんのカリスマ的なリーダーシップと先を見てすぐ行動する力に深く触発され、その言動に信頼しています。

出会い以来、彼とは日本脳損傷者ケアリング・コミュニティ学会（略称ケアコミ学会）の理事仲間としてこれまで親しく交流してきました。

当学会の全国大会では、毎回準備委員になった元来消極的な人が準備委員として活動後積極的かつ活発な人に大変身するという劇的変化を見ることがありますが、毎年開催される全国大会では今回はどんな話が聞けるかといつも仲間との再会とお喋りが楽しみです。Facebookの自己紹介によると、この「みんなのポラリス」という法人は健常者、障害者という言葉のない新しいカルチャーで地域を変える「ポラリスプロジェクト」を帯広で展開中とのことです。幸いなことに、私はケアコミ学会の関係で帯広に長期滞在し、地方紙の取材を受けそのインタビュー記事が全道版に掲載されたことがありましたので、大変印象深く記憶しています。また各種のイベントを通じこの地の住人と交流できましたが、遠方の札幌在住者を含めこの法人メンバーと仲間として密に交流し、深い学びを得ることができました。水口さんは強力なリーダーシップにより帯広で斬新なアイデアを展開し、ボッチャなどの誰でも参加できるスポーツや芸術に関する魅力的なイベントを次々に企画し発信して成功を収めてきました。前述のボールペン画家Aさんの展覧会も「アールブリュット」と言われるジャンルの立派な「障害を持った人のアート」作品であり、大変すばらしいと思います。残念ながら、次の企画「スローサーカス」を目前に控えた2023年9月、水口さんご自身が5度目の脳卒中を発症し、活動停止になってしまいました。

水口さんは働き盛りの46歳の時に最初の脳卒中に罹患したそうです。きわめて軽い脳梗塞だったようですが、仕事を続けることができず自暴自棄になった水口さんはしばらく立ち直れなかったそうです。その後3度の脳卒中を経てかつての自分と同様にその病気や障害で社会から孤立している人の居場所づくりの場としてこのNPOの存在意義を高めようと活動されているそうです。今回の脳卒中を経験して、ご本人は80日間の入院を終え体力以外はすっかり元通りになって2023年末退院され、次の活動に備えているとお聞きしました。脳損傷を幾度も重ねると症状も重篤になるのが普通ですが、身体機能の従前どおりの回復は驚くべき復活です。帯広の希望の星、水口さんの再起を関係者全員が切望しているところです！　彼ならできる！と確信しています。

ロコバント・エルンストさん、靖子さんご夫妻

東京生活が始まった頃、「外国語が母語のご主人の失語症について原稿を書いた方」からご連絡いただき、読ませていただいた原稿を書かれた当人がロコバント靖子さんでした。靖子さんは日本語教師で、日本の神道につき日本の大学で日本語を使って教えておられるドイツ人の研究者と結婚されていましたが、そのご夫君が脳卒中に倒れ後遺症で失語症になり、初めて体験する失語症という症状を知りたい、どのようにして回復できるか探りたいという思いでこの魔物と闘ってこられた過程を細かく記録されており、最終的に私のところまで辿り着かれたのです。送られた分厚い初稿には、初回の失語症検査の折にどのような成績だったか、妻としてこれをどう感じたか、そして失語症検査の結果やSTの対応に対する感想まで書いてあり、失語症を初めて経験した日本語教師はここでこんな風に疑問や不安を感じ躓くのかと感心した個所や印象に強く残った箇所に夢中でつけた付箋紙がピラピラするずっしり重い一束分の原稿を思い出します。

当領域の大御所の先生のご支援により、この原稿は後ほど大幅に短縮されて大修館書店から分厚い一冊の本[1]として出版されました。本書は今、日本の大学で日本語により長らく授業を続けてきた日本語堪能なドイツ人の日本語および母語ドイツ語の失語症状とその回復を記録した貴重な資料です。

それ以来、私は靖子さんと実生活上で個人的にも深い交流を続けており、ご自宅にうかがってミニセミナーを担当させていただいたことも、後述のケアコミ学会や失語症当事者会など失語症関連イベントに頻繁に連れ立って出席しました。お互いに体の不調を抱えてからは、ご夫妻を私のオフィスのある部屋にお泊めして世界初装着型サイボーグロボットＨＡＬによるお二人それぞれの腰痛治療の機会を設けたこともありました。それがひょんなことから私の麻痺側肘屈伸機能改善の治療にもなりました。

この他、主にFacebook上でコメントを交換することによって互いの意思疎通を図っており、親しい関係が今も続いています。

（1）ロコバント靖子『夫はバイリンガル失語症　日本語教師が綴る闘病と回復の五年間』大修館書店、２０１３

加藤俊樹さん米谷瑞恵STご夫妻

米谷STは編集者の仕事をしているとき、カメラメーカーにお勤めで写真大好き人間のご主人が脳卒中に倒れ失語症を抱えたため夫婦間のコミュニケーションに支障が生じ、それがきっかけで50歳を目前にしてこれまでの仕事を辞め、ST養成校に通い始めました。勉強中の米谷学生に初めてお会いしたのは、自宅近くの会場で開催された失語症全国大会で彼女が会場ボランティアをしていた時でした。この大会の講師としてお招きいただいていた私がご主人の失語症状をユーモラスな筆致でFacebookに『ウチの失語くん』と題して投稿していた彼女のエッセイ本を大変魅力的に感じ一般の方にも読んでいただきたい書籍として推薦したのです。一般的に養成校に入学した年齢が高い学生は実習・国試・就職に際し年齢ゆえに苦労するものですが、賢い米谷学生はそれらを難なく通過して卒業後、正式にSTとなりました。

米谷夫妻は失語症当人のご主人と一般人から見て不思議に思われる症状を解説できる専門家のその妻という絶好の組み合わせのため世間の注目を浴び、マスメディアにも多く取り上げられました。私たち実行委員はご夫妻に「失語症の日」

初回イベントにもご登場いただいた他、ご主人の写真集『失語症』や写真展が評判になり、次々に出版された失語症状関連書籍も大好評です。また、STとなった奥様の瑞恵さんの文章も大変ウィットに富み興味をそそるもので、「さすが元編集者！」と唸りたくなるほど、ここぞというポイントを押さえた上等の解説文です。ご興味あればお二人の書籍を読まれることをお薦めします。

また米谷STは年齢を重ねた時点で養成校に入学した人のロールモデルともなっており、同様の状況のST志望の人からも頼りにされています。私の教え子もそうでしたが、相談した人は米谷STの具体的で力強いアドバイスに大変感謝しています。

文筆家鈴木大介さん

大介さんは貧困や発達障害などの社会問題を取り上げ取材するルポライターでしたが、２０１５年に脳卒中を発症し高次脳機能障害を持って以降は文筆家らしい表現で高次脳機能障害を主観的に感じ取った実態を述べた著作多数を次々発表し、そのリアリティ溢れる文体で一躍当事者の間で人気者になり、私たちの領域に新風を吹き込んだ方です。

私も親しくしている前述の多田紀子STが大介さんと組んで冊子の当事者インタビューを始め当NPO法人のイベントに登壇するようになって、いつの間にか私は大介さんと個人的な交流を始めていました。

私が惹かれるのは、彼が対応に苦しんでいる「談話の障害」を始め注意障害・視聴覚過敏などの症状が私の右半球損傷後の症状と共通したためであり、互いの状況を知るたびにますます親近感を持つようになりました。彼が講師を務めたセミナー中にその質問に答えられる専門家として私が指名され、発話障害改善途上の私が訥々と答えるというような場面もこれまでにあり、不完全ながら満足のゆく説明ができたように覚えています。ケアコミ学会関連の複数イベントに講師として登壇するたびに、文筆家らしく障害当事者の状態を生き生きとリアルに語ってくれるので、いつも彼の言葉に聞きほれ納得しています。そんな素晴らしい機会が増えてライターの友人まで持てたことを心強く思っています。大介さん、いつも本当にありがとうございます！

トークゆうゆう

1982年田中昌明さんは35歳のとき、出張先のアフリカアルジェリアで脳卒中を発症され、発話が不自由な失語症になりました。幸い手足の麻痺が軽度でしたが、20日後帰国されたご主人を見て、奥様の加代子さんはどんな思いを持ったでしょうか。加代子さんはそれまで失語症の方には会ったことも知識もなく、この先どうしたらよいか様々な不安と悩みを抱えたそうです。隣の市で開催された当事者会参加がきっかけとなり、移り住んだ先の三田市でも仲間づくりをしたいと考えた加代子さんは、作品展「夢ひろば」を皮切りに失語症の当事者のための作業所「トークゆうゆう」を開設しました。私が「夢ひろば」の講演会講師としてお招きいただいた時から今日までご夫妻との交流が続いてきました。

「夢ひろば」をきっかけに行政とのつながりができ、加代子さんはお一人で就労継続支援B型事業所の「トークゆうゆう」を立ち上げ、ここまで大きくされました。今日に至る過程での勇気溢れる言動とパワフルな行動力に感動し、私は心から加代子さんを尊敬します。

この作業所では当事者の皆さんが分担してパンや洋菓子を焼き上げたり、窯で焼き物の作品を作ったり、カフェスペースでお茶のサービスをしたり、失語症カフェをしたりして、笑顔で交流しています。利用者さんの作品をまとめた「トークゆうゆう」さんオリジナルのカレンダーなどのアート作品や焼き菓子類は大変レベルが高いと思います。私はその焼き菓子「トポリ」が大好物です。

今お二人は大変仲良く息の合うご夫妻ですが、発症当初は思い通りに話せない状態に昌明さんが苛立ち、お子さんたちに怒りをぶつけ、ご家族も昌明さんにどう対応したらよいか途方に暮れたそうです。それほど失語症は家族の雰囲気を悪化させる障害だったことがわかります。

私たち夫婦は、生涯最長移動距離１７００kmの鳥取への旅の途中にこちらに立ち寄り、ご夫妻と交流したり、失語症全国大会や関連イベント会場でお会いしたりと、普段はあまり頻繁にお会いできない分を補填するため意識して親しくお付き合いさせていただきました。加代子さんはご主人の発症初期から長らくそばで支えてこられ、当事者ご本人と関係者の悩みもよくご存知の失語症の「歩く辞書」のような存在ですので、私は加代子さんをお手本にすることにしています。加代子さん、いつも感謝しています。これからもよろしくお願いします！

Ⅵ．ケアコミ学会の仲間

石原由理さん

ゆりさんはケアコミ学会「文化芸術委員会」のお仲間で、ご自身が重い失語症を発症する以前、外国の戯曲を翻訳することを仕事とされていた演劇界のプロです。当初、それほど深い関わりはありませんでしたが、ある時重い失語症から朗読を通して回復したご自身の経験から「朗読」の可能性を発見した経緯を私に話してくれました。そして、ご自分でも学生時代から交流のある文学座の友人たちとともによい舞台を作り上げてきた過去の経験があるため、失語症改善に向けて朗読を取り入れることを考えつかれました。失語症の人たちを対象に「朗読」練習を積み、成果を発表すればきっと聴衆の心を打つよいものにできると確信し、同じ委員会の委員同士、熱心に練習しつつコロナの終息と発表の機会を待っていました。これが同じ委員会に属する私がそばで見てきた初回朗読発表会までのいきさつです。

ゆりさんと私は委員会の運営と発表会の開催を巡ってたびたび意見交換したことから、次第に親しくなっていきました。初回の朗読練習は、講師ご自身が宝塚出身で外部の学校にて演劇を教えていた方で、その経験を通じて練習の冒頭に言葉に対して敏感になる「シアターゲーム」などを通して生徒相互に下の名前で呼び合うことが習慣になり、練習の進捗とともにメンバー同士も親しくなりました。この企画は２０２３年3月、文化芸術委員会の文化祭「Reborn」を経て7月、後述の朗読劇に結実しました。

この間にいつしかゆりさんと私も「ゆりさん」「けいこさん」と呼び合えるような仲になり、感染状況もほぼ安定した時期に動画による発表会が実現しました。発表会は1冊の本を分担してみんなで担当箇所を読む形式のもので、メンバーの大半が当初は自発的にうまく話せない状態から出発した失語症者とは思えないほど流暢で情感豊かに表現した朗読の技術が光り大変好評でした。当初失語症の影響で音読もおぼつかなかった仲間の一人は、この発表会で明らかに自主トレにより努力を積み重ねた結果とわかる大きな進歩を見せ、皆の感動を誘いました。

その後、ゆりさんはご自分が指導者となって第2回の発表会に向けて練習を開始され、新規参入のライターによるストーリー性のある脚本をもとに教室の生徒が総出演した朗読劇を発表し、朗読をアートのレベルまで引き上げることに成功しました。２０２３年7月、品川区の施設でのこの発表会は新聞やテレビなどのマスコミに取り上げられ大反響を呼び、この成功を機に、ゆりさんは朗読をアートのレベルまで高めるＮＰＯ法人「ことばアートの会」を立ち上げました。

ゆりさんの失語症は少しずつ改善し、今では発表者の紹介に複雑な説明が必要な場合ですら淀みなく筋の通った説明が可能で、しばらく前にゆりさん自身が重い失語症だったことすら感じさせない発話機能を回復させています。また、生徒の側にも何人かの熱心な人に劇的な改善がみられ、その上達した朗読スキルは多くの人の感動を呼びました。

あの感動的な品川の朗読劇以降、文化芸術委員会は休会中で、ゆりさんとも会えず、少々寂しい毎日です。

天畠大輔さん

天畠さんはケアコミ学会理事仲間で、その委員会「当事者社会参加推進委員会」委員として交流した仲間です。わずか14歳という児童期の医療事故で四肢麻痺、発話障害、嚥下障害など重度の障害を負い、介助者なしには1日たりとも過ごせないばかりか他者と意思疎通も困難な状態に後天的に陥った青年です。委員会に出席するにも一人または二人のヘルパーが付き添い、発言は「あ・か・さ・た・な話法」という彼のお母さまが見つけた独特の方法を利用しています。この方法をお母さまが編み出してくれた時のことを天畠さんは感動的にご著書[1]に書かれています。

私は仕事柄、天畠さんのコミュニケーション方法に興味を持ち、具体的に教えてもらいました。神経難病ＡＬＳの方は円滑な意思疎通方法として透明な五十音表を凝視してもらい、介助者が裏側からその視線を読んでその文字をひとつずつ確認して単語を特定し、それを文につなげることで意思を伝えるという視覚を

（1）天畠大輔『声に出せないあ・か・さ・た・な』生活書院、2012、p9

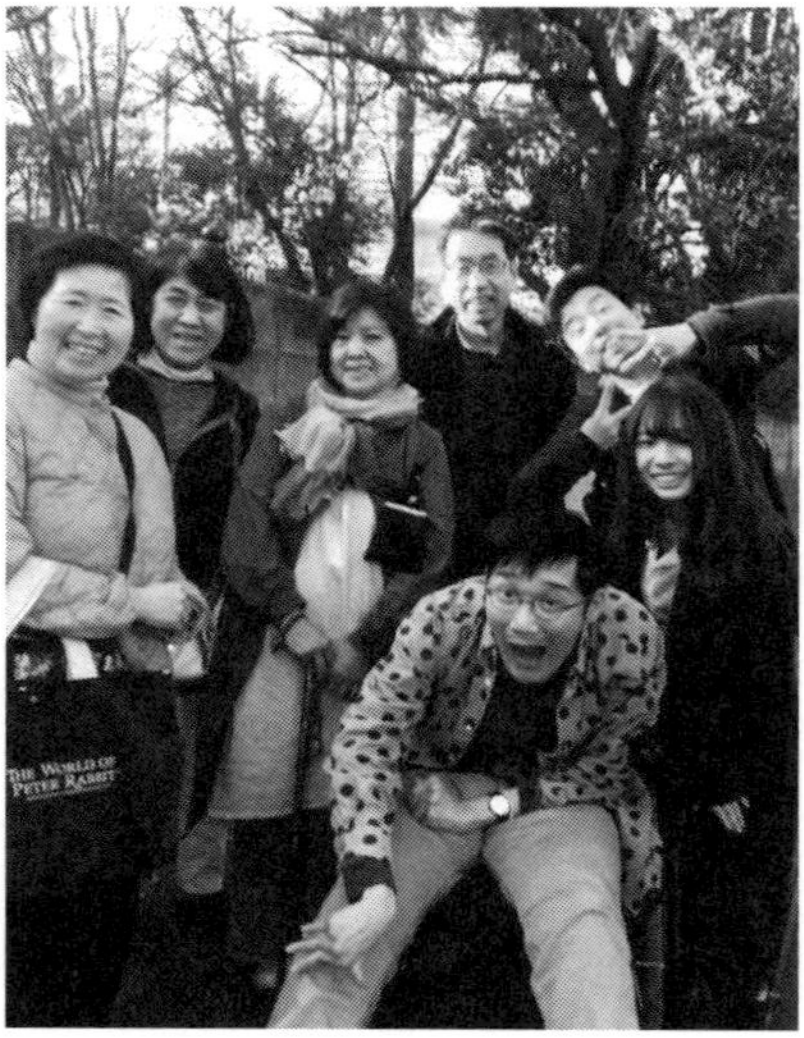

天畠さんの学位取得祝い
by ケアコミ学会委員会

使った方法により意思疎通していますが、天畠さんのこの方法は聴覚的に五十音を提示して言おうとしている単語の語頭音がその行の文字であることを体の動きで反応してもらい、次の文字も同様にして特定していきますので、単語全体を知るのに相当な時間がかかります。

読み取った単語が複数の意味を持つ場合もありますし、介助者の語彙力不足や思い込みの影響で正しい意図が伝わらない場合も考えられます。また、顎が外れてしまうと生命の危険が生じますから単語特定作業中も要注意です。反応する身体部位に生じる不随意運動のために二人のタイミングを合わせる必要もあります。最初の単語を特定したら、次の単語を特定し、最終的にヘルパーさんがご本人に完成した文を読み上げてそれでよいかを判断してもらいます。聞き取る側のヘルパーさんもこのやり取りの間中天畠さんの言いたい文章を覚えておかねばならないので、頭も体も疲れそうです。ほぼ意図する内容が想像できる際に、読み取る側の判断で内容を先読みして決めることは叶わず、正確な読み取りが求められます。

この意思疎通方法に熟練したヘルパーさんだと、彼の意図する文章は短時間のうちにヘルパーさん自身によって読み上げられますが、やり取りに馴れていないヘルパーさんだと相当苦労しているのがはたから見てもよくわかります。ヘルパーさんの役割は他にもたくさんあり、信頼できる対応ができるヘルパーさんの確保は彼の大きな問題になっているようです。

そんな彼も、今や参議院議員に当選した最も注目度の高い国会議員です。私たち障害を持っている人の目線で社会を変え、障害の有無にかかわらず、誰もが笑顔で当たり前に暮らせる共生社会を作っていってほしいと私は思います。私はケアコミ学会の仲間として意思疎通の困難を持つ仲間として、彼の努力に敬意を払い、私たちの代表の国会議員として国会に彼を送り出せたことに誇りを持っています。

ケアコミ委員会では私たちの自宅が近いので、共通の話題を話したり、私の専門領域であるコミュニケーションに関する意見交換をしたり、彼の方から私の担当する大学の「失語症」授業聴講を申し出たりすることがありましたが、日常的に困っている意思疎通の問題を解決するべく答えを探しておられるところだと思います。天畠さんはどんなときでもご自分の主張を明確に述べる方です。今後のご活躍を期待しています！

祝部英明さん

ある時ケアコミ学会理事仲間で精神科医、エスポアール出雲クリニック院長の高橋幸男先生にお招きいただいた講演でご一緒したのが祝部英明さんでした。私は高次脳機能障害の当事者セラピストとして、祝部さんは最近失語症になった当事者として、それぞれの立場からお話しさせていただきました。それ以来、Facebook上あるいはイベントの際に直接お目にかかって仲良く交流させていただいています。祝部さんは２０１３年に脳出血に倒れ後遺症として失語症と右片麻痺になったのですが、考え方が大変前向きで、祝部さんのよく使う表現はなぜか「今日も楽しみます」という言葉で、辛さも悲しさも一切合切抱えながらさりげない花の写真に込めて前進しようというその生き方は周囲の人に感動を与えています。祝部さん、どこまで前向きなのでしょうか？　Facebookに毎日散歩の途中で見つけた花の写真を投稿していますが、それらの芸術的な美しさが大人気で、障害者の写真コンクールに入賞したこともあるほどです。

そのカメラには感動的なエピソードがあります。元来右利きの祝部さんは発症後何もできなくなり写真を趣味として余生を過ごそうと考えていましたが、そのカメラの撮影操作に必要な右手が麻痺していて使うことができませんでした。気を落とした祝部さんはカメラの製造会社数軒に左手で写せるカメラはないかと打診したそうです。そのリクエストに応じたカメラ会社の担当者さんは事情を知ってはるばる出雲の祝部さんのところまで訪ねてきて共同で左手のためのカメラを開発したということです。祝部さんは早朝の散歩中そのカメラで様々な対象を撮影し、Facebook上に投稿されています。私は宍道湖の夕陽が赤く空を染める作品や、雨の後、雨滴が植物の上に美しい光を宿す情景が大好きで、この2作品はご好意で送っていただき、大切に保管させていただいています。

祝部さんはケアコミ学会文化芸術委員会のメンバーで前述（ゆりさんの項目参照）の学会文化祭のために準備してきた仲間で、コンクール時に入賞し東京で開催された彼の写真展に私が代理で見に行ったことをはじめ様々な受賞歴があり、たくさんの喜びを共有してきたという意味で発症後の私にとっては不可欠な仲間の一人になりました。

Ⅶ. 個人的なつながり

「賛美歌を歌う会」

そもそもこの会にはいろいろなご縁から参加するようになりました。この会の中心人物吉田さんはN教会のオルガニストです。私たちの前所属教会牧師先生が退任後開拓伝道したこの地に新会堂設立時、教会員に対して「この会堂で何をしたいか」を聞いた結果要望の多かった「賛美歌を歌う会」を吉田さんが中心になって作られたそうです。そして、教会内外の多数の合唱好きの人が一堂に会しともに賛美歌に親しむ絶好の機会としてこの会が続いているようです。この会では参加者各人がその日に歌いたい賛美歌を一曲選び、選んだ理由やその曲が自分にとってどんな思い出があるかを語り、皆で歌った後に吉田さんがご自分でこの歌について調べてきた解説を読み上げるのです。わずか5分程度のことなのですが、その後、当日の出席者から意見や感想が出されることもあり、楽しいディスカッションの時間が過ごせます。そこに、私たちのような教会外の人が加わって、今では自分の愛唱賛美歌を皆とともに歌い互いにその思い出を知る貴重な時間となっています。

毎回、「ショータイム」というコーナーが設けられており、メンバーの特技や趣味の楽器演奏などが披露され、一同にとり楽しみな時間です。時にはYさんご自身も次の礼拝時に弾く予定のオルガン曲をご披露くださり、一同をホッとさせてくださいます。

合唱好きな私たち夫婦は母教会を振り出しに、所属教会の聖歌隊に加わってこれまで日英語はもとより、ドイツ語・フランス語・ラテン語・スペイン語・アフリカ地域の言葉などで歌われる宗教曲を歌ってきました。私の場合、発症後に発話障害が出てから、自分が開発した失語症者向け流暢性改善技法Melodic Intonation Therapy日本語版（MIT-J）の技法を意識して歌っていたので、この会の参加目的も私独自のものになり、事実、流暢性も向上しコミュニケーションスキルも上がってきていました。現所属教会でも私たちは立派なパイプオルガンを中心とした聖歌隊に加わり夫はテナー、私はアルトとして練習に打ち込みハーモニーを楽しんできていましたが、私の仕事量激増に伴う多忙が影響したコロナ期間中は練習のために捻出する時間的余裕がなくなって脱隊した経緯があります。何しろ当教会の聖歌隊練習は水曜の夜と日曜の礼拝前の夫々1時間半あり、それに間に合うように時間を作り、移動の時間を確保し、合唱曲を完成させなければならないのが重い負担でしたから。所属教会聖歌隊脱隊で空いた時間的隙間の分、欠席者に対して吉田さんが毎回力を入れて昨日はどなたが出席してどんな様子だったか、そして前述の「ショータイム」の様子などをご報告くださるこの会の存在は私たちの中で大きく、これまでのところ毎月往復3時間かけても他の予定を犠牲にしてでも親しくなったメンバーとともに心を合わせて歌うことを楽しみに通っています。メンバーには教会員や様々なご縁でつながった人が多く、歌うことで皆、明日を生きる力を得ているようです。

吉良賢一郎牧師とMK教会

2009年8月、神戸の急性期病院から東京の回復期リハビリテーション病院に転院した時のことです。神戸ではあまりに多忙なため教会から遠ざかっており今回の大病ですっかり回心した私は、転院期間中日曜ごとに通うための教会を探しました。私はまだ移動には車椅子を使っており、ちょっと遠い場所になら教会が見つかりはしましたが、やはりもう少し近くて通いやすいところはないかとさらに探していましたら、ありました！　その教会は病院からほんの2分ほどのすぐ裏手に建っていました。まさに「灯台下暗し」でした。さっそく牧師の吉良先生に連絡を取り、病院から外出許可をもらって私は夫の介助により車椅子でこの教会を訪ね、翌週は雨の中、息子に車椅子を押してもらい会堂内では車椅子を降りて歩いて移動し、第3週は自分の足で歩いて入堂、というように、それ以降毎週進歩した姿で入堂し教会員の喝采を浴びたことが大変忘れ難く思います。

吉良先生はこの教会の牧師で、アメリカ人の奥様とユニークな名前の4人のお子さんたちと陽気な家庭を築かれており、「病院の裏手に建った教会」の使命をしっかり心得ておられるようで、私の前にも入院患者さんとの交流があったとお聞きしています。不安気に連絡してきた私たち夫婦を教会員の皆さんとともに温かく迎えてくださり、特に最初の週の礼拝メッセージと交読文の聖書の言葉、賛美歌は心に浸みる内容で、死の淵を覗いてきた自分が今日まで守られ変わらず導かれてこの世に戻ってきたことを実感し、感謝の涙が止めどなく流れ大感激したものでした。吉良先生とはそれ以来、Facebookで交流を続け、毎年夏の時期の礼拝には私の元気な姿を教会員の皆さんに見ていただくために教会訪問を続けています。また、教会員のTさんSさんもFacebook仲間として良き交流を続けています。

梅木好彦さん久代さんご夫妻

お二人と知り合ったのは、私のFacebook投稿がきっかけでした。私が何かクリスチャン的な表現をすると、それを読んだ好彦さんからぜひFacebook友達になってほしい、そしてその年の大分で開催される失語症協議会全国大会で会いましょうと連絡があり、私は非常に励まされ、当日を心待ちにしていました。

久代さんには見えない聞こえないという障害があり、二人の間のコミュニケーションは「触手話」と呼ばれる方法が使われたそうです。若い時にキリスト教信仰を持った好彦さんは、久代さんと出会い、二人は結婚しました。その住まいは丹後半島の山奥で大変不便なところだったそうです。人里離れた山奥の古い家で仲良く手をつなぎ互いに相手の手掌に合図を送って会話が成り立つお二人の生活はＮＨＫの番組でも本でも[1]紹介され、視聴者を感動させたそうです。しかし、好彦さんは全国大会の前に体調を崩され、闘病生活に入られました。当時、私は何度も好彦さんからの健康相談メールを受けたものです。好彦さんはこの世に一人残して「天国に旅立つ」ことになる久代さんのことをどんなにか心配しながら召されたことでしょう。そして、治療の甲斐なく、好彦さんはついに全国大会の前に亡くなられ、あれほど楽しみにし、準備してきた大分の会場では、私たちはとうとうお会いすることができませんでした。

その後、久代さんは二人で暮らしていた雪深い地に建つ自宅を去り、市営の住宅に落ち着き、私たちは時々メール交換して今に至っています。そして、引っ越し先の市報に好彦さんとの生活やクリスチャンとしての思いについて盲ろう者の専門誌2巻[2][3]に、そんな重複障害を持っている方とは思えないほど力作の長文手記を載せられ、それを私にも送ってくださり、私はしんみりと拝読しました。

メールは視覚障害者用に点字で表示される特別なアプリをパソコンに入れて、時々可愛い変換ミスを犯しながら長文を書き送ってくれます。3月12日は好彦さんの命日で、毎年の命日当日に、私は好彦さんを思い出しつつほぼ終日過ごします。若き日キリスト者として有機農法に取り組んだ好彦さんはその晩年、人生に対し哲学者の如く何かを探求するような態度で私に接してくださり、強い印象を残した方でした。天国に行ったら、いろいろ教えていただきたい人生の先輩です。

白井京子さん伊三雄さんご夫妻

京子さん伊三緒さんご夫妻は関西圏にお住まいで、知り合うまで関東圏在住の私とはほぼご縁のない存在でした。しかし、ある日ご主人の吹く口笛についての感動的なストーリーが京子さんから送られてきてお二人を知りました。そのストーリーとは家庭科教師で普通の主婦だった京子さんは、ご主人が日本でただ一人という珍しい脳卒中を発症され、後遺症の高次脳機能障害を突然抱えてしまい、以前とはすっかり変わってしまったご主人の状況に悲嘆に暮れていた時、ご

(1) 大平一枝『見えなくても、きこえなくても　光と音を持たない妻と育んだ絆』主婦と生活社、2006年・秋・No.61:68

(2) 梅木久代「ハレルヤアー」と賛美歌を捧げ、天国へ旅立った〝いのたん〟(前編)『コミュニカ』2020年・秋・No.61:68

(3) 梅木久代「ハレルヤアー」と賛美歌を捧げ、天国へ旅立った〝いのたん〟(後編)『コミュニカ』2021年・春・No.62:71

主人の口笛を奇跡的に聞いて励まされたそうなのです。京子さんは教職を退職後、高次脳機能障害を啓発するＮＰＯ法人を立ち上げたばかりか、さらに「ギフト」と名付けた作業所も作られました。一連の情報を受け取り、お二人のこれまでを知った私にはご夫妻がとても気になる存在でした。

神戸で開催されたある学会の最終日、Facebookで私の来神を知った京子さんからご連絡いただき、学会会場のホテルで初めてお会いできたときは、まさに「大感激の出会い」でした。私にとって、投稿写真の中の動かない京子さんではなく、今動いてお話ししている温かい血の通った京子さんに触れて、心からジーンとくるものがあったからです。私に味わわせようと前夜思い立ってご持参くださったお手製のお惣菜も大変美味しく、お気持ちが心に浸みました。その上、雨の中、私たちを次の訪問予定先まで送り届けてくださったことは一生忘れられません。

こうして、私たちの交流は始まり、伊三雄さんのことを書いたご著書(4)『いっちゃんはビリビリマン』出版記念会に私がお招きを受け参加しただけでなく、スピーチまでさせていただきました。その後、京子さんは自由な発想による就労継続支援Ｂ型事業所「ギフト」を立ち上げられ、お二人でテレビに映画にイベントに出演し大活躍されました。「いっちゃん」は京子さんの大切なご主人としてだけでなくまさに高次脳機能障害の「動く広告塔」として元気に活動されています。それは京子さんの明るさと嫌みのない積極的なお考えのおかげだと思います。

内科専門医 瑞希さん

瑞希さんが脳卒中を発症したのは初期研修医時代でした。初期研修医の1年目の折り返し地点を過ぎ、あと1年したらようやく一人前の医師として独り立ちできる時期に出会った私たちは医療に関わる同じ立場の当事者として、互いに励まし合ってきました。その詳細は私も正確に知っているわけではないのですが、今回初めて彼女のご苦労を知り尊敬の念を深くしました。

彼女はリハビリを終えたとき既に休職期間を過ぎており病院を退職していたため、地元でのリハビリが終わった後も初期研修を再開してもらえる病院を探して、遠方の障害者職業総合センターに住み込みで研修を3か月、さらに一人前の

(4) 白井京子『いっちゃんは、ビリビリマン―「高次脳機能障がい」なオットと私の日々―』星湖舎、2019

医師とみなしてもらうために全国の初期研修中断者受け入れ病院での研修を合計1年半追加したそうです。そんな話を聞いただけで心が折れそうですが、瑞希さんはどんな問題があっても負けないという強い精神力で問題を乗り越えてきました。今回お聞きしたことですが、記憶や注意集中などに関する高次脳機能障害を負った彼女が困ったことは、夜間救急当番の折、何人もの患者さんに同時並行で適切な処置をしなければならず、円滑に効率よくマルチタスクをこなすために、ミスを記録し自分版マニュアルを作成することで対応するなど苦労を重ねたそうです。私は信頼する彼女なら途中で挫折などしないできっと目標を達成されるはずと思っていました。必ず医師になって子供の頃からの夢を実現させるという瑞希さんの不屈の精神は周囲の人を圧倒するものだったに違いありません。私の地域講演会にもわざわざ地元からお母さまとご一緒においでくださり、私も元気をいただきました。瑞希さんの粘り強い努力には心底敬服します。彼女はその後研修医として数々の経験を積み、今、内科専門医として天職に専念しておられます。毎日多忙な彼女のために夕食を作ってくださる優しいご主人との間に可愛い男の子を授かり、ご一家は幸せに暮らしておられます。

第三部
高次脳機能障害者として

Ⅷ・障害との向き合い方

未来へ飛び出せ

リハビリ専門職のケース会議などで「あの人は障害があるのにそれを考慮せず、一般就労したいなどと非現実的なことを言っている！　障害受容できていない！　なんと諦めの悪い人だろう！」というような趣旨の発言があるのは日常的なことです。

ちょっと立ち止まり、もう一度考えてみましょう。障害という現実を受容できない（つまり現実を受け入れられない）のは、果たして悪いことでしょうか？

確かに、健全ではない自分の状態を正しく認識できないこのような態度は「病識欠如」などと言われ、病気と向き合えないよくない態度なのかもしれません。私はこれまで専門家として「病識欠如」は自己像を客観視できない由々しき状態であることをあちらこちらで説明してきました。しかし、考えようによっては「障害を１００％持っていること」は「障害を克服できる可能性がほぼ完璧に残っていること」とも換言でき、この状態はこれから当人がどう生きるかにも関わる将来性や可能性にも関与するはずです。例えば、「コップに水が８割方入っている」状態は、考え方によって「残念、足りない！　８割ほどしかない！」と悲観的にも「８割も残っている」と肯定的にも捉えられるもので、どう考えるかはその人次第、と言えそうです。

つまり、考え方を変えるなら、障害を認め、将来に向かって「飛び出す」行為の準備段階とも言え、内側に向いていた否定的なベクトルから外側に向かっていく肯定的なベクトルに方向転換も可能な状態とも見立てることができそうです。多田ＳＴの毎月発行する月刊冊子「脳に何かがあったとき」は障害を持ちながらもご自身のユニークな発想と工夫によってそれらを乗り越えて勇気を持ち一般就労に挑戦する失語症・高次脳機能障害当事者が丁寧に取材されて大きな共感を呼んでいます。

既に触れたように、トラウマに陥りかねない状態にあった私が発見した秘密兵器のような心の状態が確かに存在します。ここでは、それについて話をしましょう。未来へ飛び出すための秘密兵器はＰＴＧ（Posttraumatic Growth 心的外傷後成長）と呼ばれ、昨今、医療の場で注目されている心の状態です。私は現時点に至る過程でこのＰＴＧという概念に出会い、大変衝撃を受け、報われたような安らかな気持ちになりました。

ＰＴＧ（Posttraumatic Growth 心的外傷後成長）

心的外傷後成長（ＰＴＧ）は心理学者テデスキ教授とＤｒ．カルホーンにより１９９６年にまとめられた概念を表す尺度です。親しい人との死別や自身の大病、繰り返す大災害などの強いストレスを受ける体験の後に、他者との関係の大切さに気づくことによって精神的な変容が生じ、人間としての強さを獲得するとともに人間的な成長が生じることを指します。[1] 例えば度重なる自然災害で家族や親しい人、家財や仕事を失い自暴自棄になるなど、人生には様々な強いストレスを与える出来事が生じ得ます。そうした強烈な出来事が起こった後に受ける心の傷トラウマはその人の人生に大きな打撃になりますが、それが大きいほど立ち直る力も強いと言われます。考えてみれば、日本では古くから「艱難汝を玉にす」と諺にあるように、同様のことが観察できるのも、さほど不思議ではないように思われます。この諺は「人は苦労や困難を乗り越えることによって、成長し大成するものである」を意味し、こうした現象は過去にごく普通にみられたようです。

ＰＴＧはＰＴＳＤ（Posttraumatic Stress Disorder 心的外傷後ストレス障害）の対極に位置する概念とみなされており、ストレスから「立ち直って回復する」すなわち「元に戻る」のではなく「変化してより強くなる」（「強大化する」）ことを言うようです。これを説明するためにイラク軍の捕虜になった軍医で女性陸軍少佐でもあった人の経験[2]がしばしば引用されており、彼女の実話[2]はトラウマに陥るような経験後にも人はいかに大きく成長できるかが示されています。

（1）Tedeschi, R.G., & Calhoun, L.G.（1996）. The Posttraumatic Growth Inventory: Measuring the positive legacy of trauma.Journal of Traumatic Stress 9.455-471

（2）ロンダ・コーナム著、宮崎寿子訳『イラク軍に囚われて　米陸軍少佐ロンダ・コーナムの物語』、文芸春秋社、１９９２

レジリエンス

似たような意味の言葉にレジリエンス（resilience）があります。そもそもゴムを伸ばした時のように負荷がかかった状態を元に戻す「回復力」「復元力」「耐久力」「再起力」という意味で使われる表現です。よく福祉事業所やその活動などにこの言葉を冠した名称が使われているのを目にすることもあり、私も「折れない心」として講演の折に紹介してきました。ＰＴＧとレジリエンスを挙げましたが、両者の違いはどこにあるのでしょうか？

調べたところ、回復の過程で必要な最も重要なポイントは、「変換能力」の有無の違いのようです。脳損傷のような人生を揺るがす大きな出来事を経験した人は、これを機にそれまでの生き方を反省し生き残った意味を考えて新しい人生観・死生観に至る人が多いそうです。この場合、以前の自分に戻ることを目指すことがレジリエンスであり、ＰＴＧはよりよい状態に変質することを意味するのだろうと私は思います。

ＰＴＧ尺度を用いた研究によると、これを経験した人が示す成長は以下の５領域とされています(1)。

1　人生に対する感謝：生に対しての感謝の念が増す
2　他者との関係：より深く意味ある人間関係
3　新たな可能性：人生や仕事への優先順位の変更
4　人間としての強さ：自己の強さへの認識が増す
5　精神性の変容：存在や霊性への意識が高まる

私は、これらすべてが自分に当てはまると思います。さらに加えて、私は自分より弱い状況にいる人への思いやりも得たような気がしています。

バリアバリュー

ＰＴＧに加え、私を鼓舞した考え方は株式会社「ミライロ」を設立した垣内俊哉氏の「障害を価値（強み）に変える」という書籍(3)でした。垣内さんは骨形成不

（3）垣内俊哉『バリアバリュー障害を価値に変える』新潮社、2016

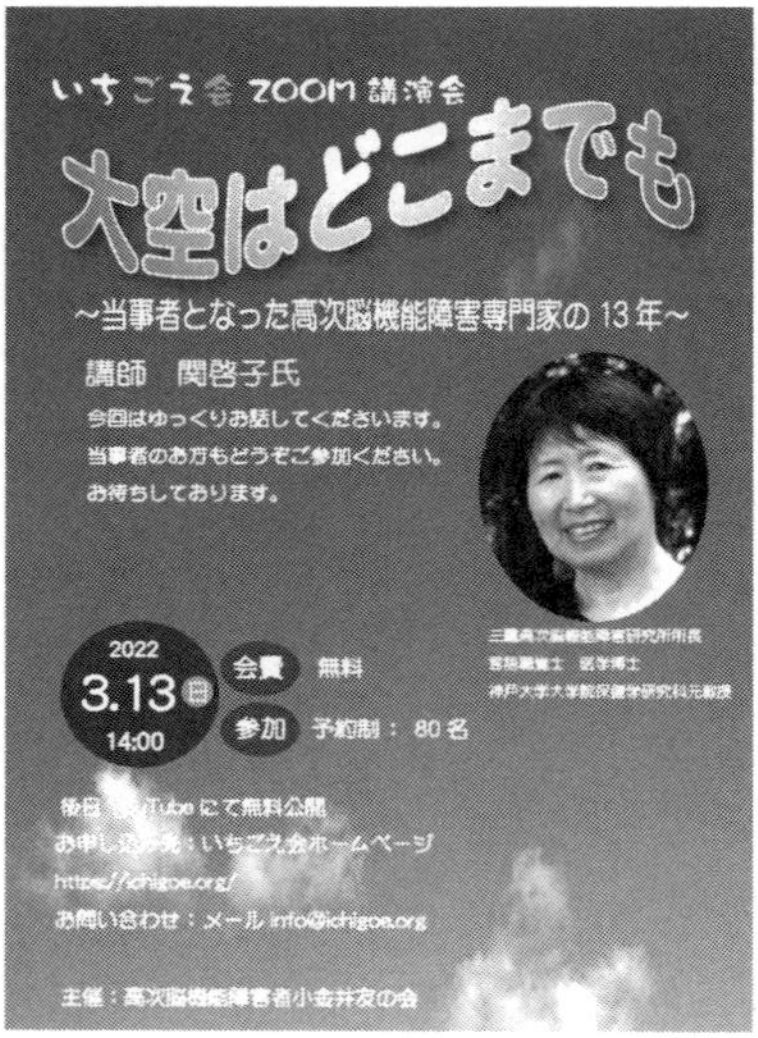
いちごえ会 ZOOM 講演会
大空はどこまでも
~当事者となった高次脳機能障害専門家の 13 年~
講師　関啓子氏
今回はゆっくりお話してくださいます。
当事者の方もどうぞご参加ください。
お待ちしております。
2022
3.13
14:00
会費　無料
参加　予約制：80名
https://ichigoe.org/
お問い合わせ：メール info@ichigoe.org
YouTube 動画「大空はどこまでも」
宣伝チラシ

全という難病を抱え、足が折れやすいので歩くことができません。幼少期から自分の足で立って歩きたいという希望を持ち、あらゆる手段を使って「歩く」努力をしてきました。しかし、待っていた結果は依然として希望が叶えられない状態で、彼はやはり車椅子ユーザーのままでした。

失意の垣内さんは、さらに「歩けなくてもできること」を探しました。アルバイト先で担当した営業の仕事で同僚より優秀な成績を収めたことから「歩けないからこそできること」を発見したそうです。どのような経緯かと言うと、訪問先の企業担当者が車椅子で来訪する垣内さんの姿があまりにも印象的ですぐ覚えてくれて、試しに仕事を任せてみると満足できる成果を上げたことから、結果的に営業成績が上がったというからくりでした。結局、彼は「バリアが価値に結び付くこと」を発見したわけです。

それはつまり、誰もが持っている弱みやコンプレックスも視点を変えることによって強みに、さらに価値に変えていくことができるというビジネス上の大発見でした!! そして、「バリアを価値に変える」というこの会社が大切にしているこの発見が基礎となり、現在ではその仕事内容は多岐にわたり広がっているようです。ビジネス関連ではないにしても、本領域で活躍中の小林ＰＴの脳フェスでも「弱みを強みに」がスローガンとして掲げられていますし、複数の障害を負った天畠議員は『〈弱さ〉を〈強み〉に』[4]というタイトルの著書まで２０２１年に出版しており、私も同様の想いで、私と同じような状況の当事者を鼓舞するために自分の講演にタイトルを付けました。英語表現「The sky is the limit!」(「空は限界だ。大空はどこまで行っても限界などない」つまり「可能性は無限大」)を意識して同じ意味を込めた講演「大空はどこまでも」をYouTubeに公開しました。類似の考え方はこの領域に広がりつつあるようです。

通常、障害というものはネガティブに捉えられがちです。しかし、これを逆手に取り、たとえマイナスから始まろうともプラスに変え成長していこうという

(4) 天畠大輔『〈弱さ〉を〈強み〉に ―突然複数の障がいを持った僕ができること』岩波書店、２０２１

「バリアバリュー」（障害が価値を生む）の考え方を知り、ＰＴＧという高みを目指すならば、障害は決して手強い障壁にはなり得ないのです。「障害のために何もできなくなり、以前の自分のように戻れなくなった」と嘆いている脳損傷のお仲間にこの言葉が届きますように！

Ⅸ．脳損傷後遺症

私の場合

以上私のＳＴ人生につき述べてきましたが、ここでは私が経験した脳損傷後遺症について私なりの視点から概説していこうと思います。

通常、私のような患者が救急搬送されてきた場合、カルテには以下のように記載されることでしょう。

57歳女性、左利き、大学教授。意識清明。右大脳半球中大脳動脈領域心原性脳塞栓症、左片麻痺（＋）・感覚障害（＋）、失語症（±）、構音障害（＋）。

（＋）は症状あり（±）は有無不明

幸いなことに私は発症時に意識清明でしたが、そのおかげで私に接した医療者の言動をつぶさに観察でき、その後の自分の医療者としての対応を見直すことができました。立場が違うとはなるほどこのようなことかと思いました。たとえば、救急搬送先の看護師さんが頭部の画像を撮るために、ストレッチャーを移動し、まずCTスキャンで出血の有無を確認し脳出血ではないとわかると次にMRIのドームの中に私を入れて梗塞の有無を調べるという手順で検査したのですが、これは私にとって既知の手順でした。知っていたとは言え、検査される私の方は何の説明もなく同じようなドーム型の構造の機械に二度も入れられて混乱し、気分が悪くなって嘔吐してしまいました。私としては、今どのような目的でどのような検査中か説明してほしかったのです。特に意識清明の患者さんに対しては丁寧な説明が必要と思います。もし適切な説明があれば、大変混乱した私が嘔吐まですることはなかったでしょう。

脳卒中後鬱（PSD）

脳血管疾患や外傷のゆえにたった一度、脳がほんの少し傷ついただけで、理不尽にも一律に運動麻痺や感覚障害、視野障害聴覚障害などの身体機能障害や言語・記憶・注意・遂行機能に関する認知機能（高次脳機能）障害を負ってしまいます。この状態を受容するかという問題は「障害受容」として長らく医療関係者の間で真剣に議論されてきました[1]。

私の場合、前兆もなく休日の繁華街で足がもつれたようになって路上に倒れ、突然「障害者」になりました。発症を境に、それまで私が臨床研究の対象としてきた「患者さん」という名の「あちら側の世界の住人」が私と同じ世界に住む「こちら側の世界」の「患者さん」という言葉で括られてしまったのです。それぞれが突如個性もない能面のような顔をしたマネキン人形として十把一絡げに扱われてしまいました。それまでは人情味あふれる温かな支援者という立場だったのですが、脳卒中になったとたんに被支援者という立場に逆転です。たった1度の脳卒中が原因でそんな正反対の立場に立つなどということは、私には未だかつて考えたこともなく、どうしても納得いかない気持ちでした。私は名前も属性も何もない、まるで「顔なし」にでもなったかのような気持ちでした。自分にも名前があり特性がある、背景がある！と叫びたいような気持ちでした。本当に脳

(1) 関啓子「私の障害受容―発症10年目を過ぎた脳卒中当事者として今思うこと―」リハビリテーション医学特集『障害受容』57：920-929,2020

卒中発症前後の時期は人生最悪の落ち込んだ状況でした。

それもそのはずです。脳卒中を発症しても意識を失わなかった私は、時間的に連続した場面をしっかり認識し記憶しており、脳卒中を発症したとたんに自分がいた世界からものすごく遠く離れた場所に放り込まれたような気がしていました。たとえて言うなら、あちらの世界から時空を超えたこちらの異次元の世界にポンと放り込まれたような印象でした。私は理性では半分納得しつつも、感情的にはほとんど受け入れられない気持ちでした。

発症後落ち込みがちなこんな気持ちになる同病者が脳卒中患者のうち4割程度存在し、この状態を脳卒中後鬱病（Poststroke Depression, PSD）と言います。脳卒中になって心身の不具合を経験した人が「あれもできない、これもダメ」という状態を日々経験し、それがいつまで続くのか、いつどうしたら治るのかわからない、誰も教えてくれないのですから当然です。ＰＳＤは左半球前方病巣を持つ方に多く見られるようです。ということはブローカタイプの失語症の方々に多いということです。

確かに、自分にある時降ってきた「障害という名の災難」を到底認めたくない、受け入れたくもないという思いと「何くそ！　私の行く手を邪魔するものがあるなら、さぁ、かかって来い！　立ち向かってやる！」という敵意むき出しの思いが交錯し、病初期の私の気持ちは理不尽さと納得しがたい思いが交じり合って、否定的な感情が靄か水に溶かした墨汁のように心の中にじわじわと広がってたまっていきました。たとえ私の意識が失われなかったとしても、かつ私の病前の背景が専門家ではなかったとしても、おそらく当時の私には確かに耐え難い状況だったことと思います。

しかし、その後の私は前述のような考えに立ち戻り、多くの貴重な経験を積み人脈を広げることによって現時点では穏やかな気持ちになりました。何故かと言えば、私はある時、この忌々しい事態を解決してくれる秘密兵器のような「心の状態」の存在を知ったからなのです。

心身機能

人間には主に傷ついた大脳半球と反対側の身体を動かしたり外の世界から情報を感じ取ったりしてそれら運動・感覚に関する身体的な機能と、それまでの人生経験で蓄積してきた「人として生きていくために必要な」言語・注意・記憶などの高度な精神活動を支える機能が備わっているといわれています。心身機能というこの表現はちょうど私たちが普通に使っている認知機能と身体機能というイメージにぴったり重なります。

心と体は表裏一体の関係ですから、一方に問題が生じると他方に何らかの問題が出てくることが多いようです。心の機能と言うと、「心が痛む、心が高鳴る」などのように器官としての心臓の働きと連動させる人がいそうですが、私は人の高度な精神心理作用の中枢はやはり大脳前頭葉を中心とした領域に広がる大脳新皮質にあると思っています。ここは人が「より人間らしく生きるために必要な機能」の中枢です。この機能は私の専門領域「高次脳機能」とも言い換えることが可能です。その障害を「高次脳機能障害」と呼んで、私はこの40年来、大脳新皮質との関連で研究しています。人間が日々行う言動を脳領域の機能に関連づけて検討する学問分野は「神経心理学」とされ、これもまた私がS先生やI先生など大勢の先達からご指導を受けた学問分野です。

その前提とされている考え方をご紹介します。大脳皮質には様々な場所で特定の機能が担われており、脳の病気や外傷のためにその機能を司っている部分が傷つくとその機能が損なわれると言われています。大脳は人間が生きる上での管制塔のような役割をしている臓器ですから、身体機能については視覚聴覚などの体の外から入力された感覚（いわゆる五感）が末端の感覚器で受けとった信号となって感覚神経を通り脳の一次感覚野と呼ばれる特定の領域に到達してその感覚として感じ取られ、その感覚入力に応じた運動指令が隣接している一次運動野という領域から発せられて運動神経を伝わって体の中を下降し末端の運動器に至って身体を思い通りに動かします。健常な機能をいつも保っていられれば良いのですが、このような心身機能が脳損傷後に損なわれた結果、脳への感覚信号や脳からの運動指令を伝える神経の経路に問題が生じ、また五感を介して感じたり体を思い通りに動かしたりできなくなる状態が運動麻痺や感覚障害です。こうした身体機能の問題が「傷ついた大脳半球の反対側の半身」に生じるのは、運動指令や感覚情報の伝導経路が途中の延髄という場所で交差しているためです。

私が当事者になって、それまで学校で学んできた通りの脳の仕組みをそのまま体験し、「さすが、教科書！」と思ったことがたくさんありました。医学的な情報はテキストに載っているけれど、私が経験したことは当事者の私にしか語れないと思う項目がいくつかありますので、私なりの視点から以下に説明します。

運動麻痺

身体が麻痺すると、力が入らないのでまず動作が鈍く緩慢になり、やろうと思った動作が適切にやり遂げられない場合があります。健康な人は何の苦もなくできることができない、例えば歩こうとしても歩けず、じゃんけんもうまくできない状態になってしまいます。歩行に関しても手の細かい動きにしても、それまで何の問題も感じずに行えた動作です。それが、麻痺したとたんに思いがけずうまくいかずとんでもない稚拙な動きになってしまう（例えば、指を動かす練習の際、握り込んだいずれかの指が携帯電話の充電用コードに引っかかって外せなくなってしまう、など）ことが多いのです。その症状は物を掴んだりつまんだり握ったり、鍵を開け閉めする際にはっきりするだけでなく、さらに多くの動作をする際にも見られます。例えば、歩くとき膝がガクンと折れたり足に力が入らず変な方向に倒れたりします。また、手がグーの形に握り込んでしまい指をつまみ出しても開かなくなったり、伸張反射と言われる反射がブルブルっと時々襲ってきて不快な気分になりそれを自分でも予想できなかったりします。そんなとき、私は悔しさと腹立たしさを感じます。

日常生活の場面では、後述する痙縮や固縮・筋短縮のために改善途上で肘が屈曲して体の外にはみ出してしまい、うまく体の幅に収めることができずに人や物にぶつかったりして、いやな顔をされたりぶつかった部分が内出血で青くなるので大変困りました。例えば、電車内で左側に座った人に麻痺した肘が当たりぎみで、その人は私がわざと当てたと誤解して仕返しのつもりでぐいと押し返されたことも、買い物時にすれ違った人に私が持ったかごが当たってにらまれたこともありました。また、雨の外来通院日、病院のシャトルバスに乗ろうとして、それまでさしていた傘を麻痺のため両手を使って手早く閉じ、まとめようとして苦労していた私は列の後ろの人に「早くしろよ！　何やってんだよ！」と怒鳴られ、心底悔しい思いをした経験もあります。私は周囲の健常な皆さんの迷惑にならないように細心の注意を払い、肘を抱え込むようにして座ったり私物が当たらないように歩いたり所有物の始末を手早くしたりして自分なりに大変な努力をしていたのですが、結果的に仕返しされたりにらまれたり怒鳴られたりしたので、とても報われない寂しい気持ちでした。ひとことで言うと、誰もができることが正常にできず、惨めでした。その上、迷惑をかけた相手は、麻痺の実態などちっとも知らず、ただ迷惑をかけられたことに対して単純に反応しているにすぎないのです！

さらに、年月を経て、もみほぐさないで放置していると、麻痺した側の筋肉の緊張が高くなると手足が自然に強張ってしまったり内側に曲がったりする「痙縮」という症状が加わり、円滑な日常生活を阻害します。「痙縮」が進むと筋肉が固まって硬くなる「固縮」や筋肉の長さが短くなる「筋短縮」という症状が出てしまった場合は、麻痺して短く曲がってしまった腕を良い方の腕と同じように自然に真っ直ぐおろすことができず、肘や手首がコチコチに固まって伸ばすと痛みも感じます。しかも、セラピストのうち一人も「将来硬く固まってしまう時に備えてマッサージでもみほぐしておいてください」などと言ってはくれません。対処法としては、硬くなった筋肉をもみほぐすことやボトックスという薬を筋肉注射して柔らかくすることが考えられます。しかし、この方法の欠点として、ボトックスの効果は3ヵ月～半年程度しか持続せず硬くなったら再度の注射が必要で、さらに薬価が高いので人により痛くて高い注射を選択するか悩むところです。また、右手が利き手の場合に感じる麻痺の不都合は左利きの場合に比して日常生活では箸やカトラリーの使用、書字、ハサミや包丁の使用、駅の自動改札に切符を通す動作やエスカレーターのベルトを握るなどのあらゆる日常動作の成否に大きく影響しますので深刻です。発症まで右手で生活すべてをこなしてきた人には左手への「利き手交換」が必要になる場合もあります。要するにこの世界は「右利き社会」になっているかのようです。設備や道具が右利きの人に使いやすいように設計されているのです。私は左利きで左麻痺なのですが、多くの人が左側に立つ首都圏でエスカレーターのベルトを麻痺側の左手でつかむことができず、いつも右手でベルトにしっかり掴まって外側を向いていないとふとした拍子に転がりそうになります。特に麻痺した左手でベルトをつかみ健手で重いキャリーバッグを持つ場合、本人と荷物が危険です。そんな私が関西圏に行くとこの地域では多くの人がエスカレーターの右側に立つ習慣があるので、よい方の右手でベルトを掴むことができ転倒の危険もなくホッとしますし安心です。

とにかく、このような麻痺の状態が襲ってくることは人生において特別ではなく、いつでも体が麻痺する可能性は誰にでもあるのです。麻痺の原因はその9割を占める脳卒中のような脳血管疾患だけでなく、脳への外傷もあるのですから。脳の外傷は交通事故や打撲・転落・転倒・銃創でも生じ得ます。そして、大脳の運動野と感覚野は中心溝と言われる深い脳溝の両側に密接に接していて、そこは脳を走る大きな動脈のよくトラブルを起こす血管灌流領域のすぐそばなのですから。服の着脱に始まって簡単な動作まで、この通り麻痺は麻痺者の生活に大きく影響する後遺症なのです。

感覚障害

人間の感覚は五感を通じて外界から入力され、その信号が大脳の一次感覚野まで感覚神経の中を伝わります。その経路上で何か不都合が生じると、感覚障害が出現します。例えば、私は左顔面に感覚障害があるのですが、口周辺に食べかすや涎がついていても、鼻水が垂れていても、自分では気づくことができません。ですから、人に自分の恥ずかしい姿を見られないよう、いつもティッシュで唇を拭き、（本来は構音動作や嚥下状態確認用の）鏡で自分の口周辺部を確認しています。感覚障害とは異なりますが、麻痺のため唇が閉じられず今飲食したものが口から飛び出してしまったときは、自分でも意識できるので、口に手で蓋をして飛び出ないように防御するなどしています。

また、左の頭頂部から太もも、脛、足先まで、特に手掌と指先において常にビリビリとした嫌な感覚があり、リハビリでセラピストがそこに触れるだけでゾッとします。普段は何ともないような様子をしているのですが、そこに触れられた時点で瞬時に反応して、私の感覚障害の存在を伝えるようにしています。

私の感覚障害は、あるときは感覚が過剰に伝わったり別のときはほとんど感じられない程度だったり、要するに適正な感じ方ではない状態で感じ取られる症状でした。例えば、私が通院に利用していた大阪のある駅で、電車の発車ベルが異様に大きく聞こえ頭がガンガンしたので、経路変更せざるを得ませんでした。この聴覚過敏は発達障害領域に問題がある児童がしばしば示す特徴です。

同様の聴覚過敏は居酒屋の喧噪のような状況でも生じ、対処するのに苦労した時期もありました。おそらく同様のメカニズムで出現するのだろうと思うのですが、飲食時いわゆる「猫舌」になって熱いものが「熱すぎる！」冷たいものが「痛い！」と感じることが発症後に多くなりました。発症後15年経った今でも、熱い飲み物は水を入れ冷ましてから、冷たいものは常温にしてから飲食するようにしています。さらに発見したのですが、発症後、私は辛いカレーや酸っぱい梅干しやガリなどの酸っぱい食品や妙に甘すぎる食品が食べられなくなり、味覚についても同様に発症前に比して適正と感じられる範囲が狭くなりました。同様に、視覚刺激も対象の動きがあまりに速いと脳がそれを処理しきれずお手上げ状態になります。例えば、Ｚｏｏｍでの講演時に受講者がイレギュラーに指や体を動かす（スマホ使用時、機器の調整に必要な動作、および視聴に適した位置決めに必要な動作と想像します。好意的に言えばそういうことなのですが、講師からみれば画面の向こう側から広げた手のひらが迫ってくる恐ろしい映像にゾッとします）などの予想外の動きが目に入ると、私の注意が逸れ、視覚刺激に引きずられてしまうことがこれまでよくありました。それなら、いっそのこと、受講者の側に個々の画面が見えないようにビデオオフに設定してもらい講演をしてはどうかと思ってその次の講演時に試してみたら、見聞きする対象に注意が逸れたりせずに最後まで話し終えることができ、大成功でした。注意が逸れることにも関連しますが、発症後パソコン作業時に視野のどこかの場所にＣＭ動画が流れる場面があったときや対象が点滅・移動・状態が変化（色や形、数など）すると、それに注意が惹き付けられ、それまでやっていた作業に戻れないことも多々ありました。以上のような視聴覚過敏は注意障害の範疇で捉えるべきなのかもしれません。

臨床時代、発症前の私は「痺れがひどい」という患者さんからの訴えを正座後のしびれと同様のものかと思っていました。それはもちろん大きな勘違いだったわけですが、実際に経験してみて、私の感覚障害はそのような感じではなく家庭用肩凝り治療器の微弱電流のようなビンビンした嫌な刺激で、そしてその嫌な感じが常時あることも特徴でした。また、皮膚に布地が触れるだけで飛び上がるほど強烈に嫌な感じが湧き、冷水も肌に突き刺さるようで痛みさえ感じました。そのため、発症後長い期間プールに入ることもできませんでした。正座後の痺れは工夫次第で消失しますが、私の感覚障害はいつもジンジンピリピリと感じられ、私をその場から逃げ出し消えてなくなりたい気持ちにさせます。発症した瞬間から「生まれて初めて」のこうした嫌な状態をいつでもどこにいても常に感じ、それに耐えなくてはならない日々を過ごすようになって、それをほとんど拷問のように感じました。その結果、私は本気でこの世から、人生から、逃げ出したいと思うようになりました。それほど耐え難い症状なのです。おまけに発症直後から逃げてきているこの嫌な感覚が、「たまにある」のではなく「常時ある」ことも耐え難い理由です。発症初期に、親しくしていたセラピストから強烈な刺激を与える対象（全面針のような突起物があるボール）を手掌に握らされて思わず叫びそうになった恐怖経験があり、そのような事態がトラウマとなって心に残ったためだと思います。治療薬はあることはありますが、薬の購入は懐を痛める行為でもあり効果はほぼないと言われ、自分に合った薬に巡り合えない場合もあるようです。発症後こうした強力な感覚入力というとても辛い経験をした私はこの「トラウマ的経験」から「負の学習」をし、自分にとって不快と思われる感覚入力を避けるようになりました。このような感覚障害を経験してから、正座後のしびれとは全く異なる「痺れ」への対応にほとほと困った私は、例の「感覚障害が辛い」と訴えた患者さんに共感を示せなかった専門家と自称する自分の知識経験不足を恥じ、心から申し訳なく思います。

感覚障害について一つ言えることがあります。外から障害を持っているということが分かる麻痺に対し、感覚障害は本人の主観によるところが大きく、本人が言わなければ周囲は分かりにくい種類の障害です。障害が強く出る身体部位は頭頂から足底まで半身全体で、私の場合、特に手掌に触れられると強く感じます。感覚障害がある当事者に対し感覚刺激を入れる際には、その質と量や入力方法につき細心の注意を払い、「嫌な感じがしたら教えてね」などの声かけが必要と思います。

左右大脳半球の役割

人間の大脳は脳梁と言われる太い神経線維の束をはさんで左半球と右半球に分かれており、それぞれ得意な機能があります。ほとんどの右利き者の左半球に言語野があり、左半球は論理的分析的な作業が得意とされています。左半球は言語に関して右半球より優位であると言えることから（言語）優位半球とも言われています。ここで注意喚起したいのですが、ここで左半球を優位半球と説明したのは、言語の側面について限定です。よく事情を知らない人は、「優位半球」の語頭にある言語という言葉を省略して優位半球、劣位半球などと表現することもあり、そのため左半球が右半球より重要であるかのように誤解される例もあるので、使い方は要注意です。

一方、右半球の得意な機能は空間や芸術的で直観的全体的な作業が得意とされています。ですから、左半球損傷後に言語操作機能の障害「失語症」が出る可能性があり、右半球損傷後に主として空間性障害とされる「左半側空間無視」や右半球症状とされる「統一性のない冗長な話し方」や「全体を考慮せず部分のみを意識した作業の進め方」が頻発するのです。

利き手と言語機能

奇妙なことですが、利き手が言語機能と大きく関係することがこれまでにわかっています。まず、右利きの方のうちほぼ全員（約98％）の左大脳半球に言語機能が存在します。そして、左半球が傷つくと高い確率で失語症になります。また、左利き者の7－8割の左大脳半球に言語機能があります。当然ですが、そのような方々の左半球が傷つくと、やはりかなり高率で失語症が出現すると言われています。さらに調べると、残りの2－3割の左利き者のうち、言語機能が右半球だけに偏在している人たちと、両方の半球に散在している人たちがいるということがわかりました。それはつまり、左利きの人の右半球が傷ついても失語症になることもあり得ることを示しています。そのため、左利きの私に失語症に類似した症状が出たのは、私の右半球内に言語機能があったから、と解釈できそうです。そういうわけで、冒頭に述べた「利き手と言語機能の謎」は解明されたことになります！

利き手と言語機能という観点からすれば、「左利きの人は失語症になったとしても症状は軽く回復が早い」ことが言えそうです。確かに、私の失語症状は軽く、早期に症状は消えました。人目を気にせず恐怖心なく話せるようになったのは発症3か月後の頃でした。しかし、左半球損傷後に見られる失語症が早期に改善した割には、右半球損傷後に出現するとされる「非失語性コミュニケーション障害」いわゆる「談話の障害」が私を長期にわたって悩ませたのですから、プラスマイナスゼロ、つまり「おあいこ」状態だったわけでした。

左（半側空間）無視

無視は「損傷を受けた半球の反対側の対象に気づかず反応しない」症状です。左右いずれの半球損傷後にも出現しますが、左半球損傷後の右無視より右半球損傷後の左無視の方が出現頻度も高く後々まで症状が続き、リハビリテーションも効果が上がらないのでセラピストが対応に困り果てることが多いようです。このため、病棟でのほんのちょっとした動作時にもその影響が気づかれることが多いので、ここでは私の場合を例にあげ、私が抱えた左無視を巡りこの障害について解説します。

一般に、健康な人からすると、左無視の症状がある人の様子は左側の世界がその人にとってまるで「存在しない」かのように振舞う大変不思議な状態です。発症メカニズムは左右半球が担う空間性注意のアンバランスで説明されることが多く、病室でよく見られるその具体的症状は概ね次のような事柄です。急性期、運ばれてきた食事のお盆の左側に乗った料理の皿に気づかず、小さなお椀内のご飯の左半分を食べ残し、自分のベッド前に立った複数人の見舞客のうち左側の人の存在を忘れたかのように目を向けず、病状が安定してトイレなどへの移動が許される時期になると、移動時に体や車椅子の左側を部屋の出入口にぶつけ、その車椅子のフットレストを上げ下げし忘れあたかもないかのように振舞います。そして、左側に置いた私物を見つけられません。

転勤先の札幌から研究所に戻った私は、前述のI先生と一緒に定期的に地方のリハビリテーション病院に出向き無視症状がある入院中の脳損傷患者さんに検査や実験で接するようになりましたが、無視検査での無視患者さんの不可解な反応を見るたびに「この方はご自分の奇妙な症状に気づいておられるのかしら？気づいているなら、なぜご自分で解決方法を探そうとは思われないのかしら？」と不思議な気持ちになったものです。しかし、「どのように見えているか」について さらに詳しく質問すると、患者さんの答えは曖昧ではっきりせず、私は明快な答えを得られないまま患者さんの状況をただ想像するしかありませんでした。

無視が慢性期にまで持続すると、日常生活には危険がいっぱいです。病棟内は患者さんを危険から守る多くのスタッフの目や設備の工夫があり患者さんは安全に生活できていますが、退院して家庭生活に戻ると、散歩をするにも道路は平坦ではなく、自分の左側にある物に躓き転倒する恐れがあり、左から高速で向かってくる乗り物や人に衝突される危険があり、左折し忘れ、さらに今歩いている道路の側溝に嵌る可能性もゼロではありません。

私は急性期病院で医師から無視症状になった若い女性がその症状について説明されて驚いている印象的な場面に遭遇したことがあります。無視があると日常生活がスムーズにいかないばかりか、自転車で左折するにも自動車運転までもが危うくなります。その女性は信じられないという驚愕の表情で聞いていました。

ありがたいことに私は発症前に15年間も無視を研究しその知識を持っていたので、その女性のようには驚きませんでした。発症後、救急搬送される救急車の中ですら、私は自分の症状を総合して右半球損傷の可能性が高いことや左無視が出る可能性もあることなどを想定しており、長い間患者さんの住む世界を知りたいと願っていたことが実現することを考え、ワクワクしていました。

私の担当STは発症前県内職能団体県士会でともに活動しよく知っていたM先生でした。先生は私の疲労とショックを避けるために、正式な検査実施を控えてくださいました。何しろ、発症当初は何をするのもとても疲れすぐ眠くなってしまったのですから。唯一実施した机上の無視検査の結果から極めて重度の無視が見つかりました。それだけでなく、私の両目はともに右方向を向くいわゆる「右共同偏視」という状態になっており、これは重度無視を示す危険な兆候でした。幸い、右共同偏視は数日後に自然に消えましたが、私は病室でも左側に置いた物が見つからないなど重い無視を自覚していましたから、検査で判明した重度無視を改善させるために翌日から左方を注視する練習を毎日続けることにし、そのおかげで1週間後の再検査での成績は大幅に改善し重度無視は消えたのでした。

私が実践したこの方法は大変効果的でしたが、まず無視の知識が必要で、それを克服したいと強く念じて連日練習しなければならないので、現実的とは言えないと考えています。

臨床的に使うには、まず無視に関する知識、内発的な意欲、連日実施するための粘り強さの3条件が必要と思いますので、事前講習会でもなければ成功の確率はかなり低いでしょう。急性期のセラピストにとっては参考程度に留めておくのが良いかもしれません。

無視の諸検査を回答する際、私は「立方体透視図は大きな正方形を斜めにずらして描き各頂点を線で結ぶ」、「時計の文字盤の描画は12－6－3－9など基準となる時刻をまず描いてから始める」、「模写や描画、線分二等分などの際に手本の右側をしっかり観察し左右比較を繰り返しながら実施する」など日頃工夫しそれまでに会得していた方法で対応したので、私の無視は当初の超重度から徐々に改善し、今ではすっかり消え、かつて重い無視があったとは思えない状態です。慢性期まで残存する無視症状に手を焼くセラピストも多い中、無視を気にせず生活できるのは大変ありがたいことです。

無視にしても失語症にしても、まず正確な現状評価は欠かせません。国際的定評のある検査法の日本語版を開発した私の負った障害の評価の際、発症した神戸（担当セラピストは県内勤務の親しい同業者）や転院先の東京の回復期病院（担当セラピストは過去に非常勤講師として授業を担当したST養成機関での教え子）に所属していた私とつながりのあった専門家が当該症状の検査を私に打診することにひどく悩んだことを聞きました。皮肉にも検査の対象者が自分の同業者だったり知識を授けた教え子だったりという関係者で、ましてや検査対象となった相手はその検査の日本語版を作った張本人であるのでその検査項目の正解も知っており、その行為自体が不本意ながら相手のプライドを傷つける結果となることが予想される微妙な事態となり、検者として悩むのは当然と思います。そんな状況を作ってしまって、お二人に心から申し訳なく思います。しかし、急性期病院のセラピストは私の疲労とショックに配慮して妥当な項目のみを評価してくださいました。また、転院先の病院で出会った教え子は入院期間中様々な場面で私の良き相談相手となり、お二人とは今でもよい関係を続けていられるのは大変感謝すべきことだと思います。

発話障害（構音障害と失語症）

まずは、抑揚のない平板でロボットのような話し方になり、さらに言葉を発する側の私も無表情になって、どうしたものかと困りました。その私の起伏のない話し方を聞いた他者の印象も相当仰天ものだったようです。表情も話し方も感情がこもらないので、自主練習のメニューには演劇のセリフ回しが加わり、後日歌唱の自主トレメニューを加えた結果、若干改善し抑揚が多少ついていきました。

おまけに発症当初、私は顔面麻痺のため舌がうまく回らず構音障害（ディサースリア）になりました。特に唇と舌の麻痺が強く、マ行バ行パ行などの両唇音やカ行ガ行などの奥舌音とタ行ダ行ナ行ラ行などの舌尖音、そしてそれらの組み合わせなどの発音時、自分でも専門的知識として理解しているはずの音が正確な場所（構音点）と発音方法（構音方法）に従えず不明瞭な発音になっているのを感じて、自主練習を繰り返しました。とりわけ急性期の夜間には、前述の「夜中の特訓」と銘打った集中的な構音練習を行いました。特に頑固な舌根の麻痺に対して「ンガ」の反復練習が効果を上げました。時には発音のタイミングがうまく合わず不自然な抑揚をつけた外国人様発話（Foreign Accent Syndrome, FAS）に近い話し方になってしまうこともありました。例えば、日本語の特徴として一つの仮名文字を同じ時間で話す音節拍律（モーラリズム）が基本ですが、そのルールから逸脱した特殊拍（促音〔小さい「つ」〕、撥音〔「ん」〕、長音〔伸ばす音〕）を発する場合に、そのリズムが崩れて「行ってらっしゃい」が「行てらしゃい」、「トンネル」が「トネル」、「おばあさん」が「おばさん」と、まるで外国人のような話し方になってしまいました。

失語症に関しては、適切な単語はすぐ思いつくものの、文のレベルになるとどのように構成してよいやらわからずに文末まで組み立てることに苦心しました。助詞の使い方がわからない文法のレベルの障害でした。その結果文の構成は中途半端になり、文末の終わらせ方に迷うのが常に悩みのタネでした。特に長く複雑な内容を伝える際に困りました。モデルとなる文章をまず頭の中で組み立てておいて、それを何度も反復しリハーサル練習するのが常でした。

頭の中でそんな苦労をしていたので、出てきた情報処理の結果はかなり悲惨でした。健康な人は話す前にためらったり意識しすぎたりせず自然に話せますが、私が話し出すと以前とは大きく異なるそんなたどたどしさでしたから、「えっ？」と聞き返されることが多く、複雑な内容を伝えたいときや急いでいるときなど自分の言いたいことがうまく伝わったかまったく自信が持てない状態でした。特に相手の様子や表情などの手がかりが一切ない電話の応対が最大の苦手場面でした。着信音が鳴ると、常に緊張でドキドキしました。また、うまく対応できた時など少しばかり余裕を感じ気の利いた返答をあれこれ探すうちにすっかり話題から置いていかれ、話についていけないことも多々ありました。その結果、常に相手の表情を窺うおどおどとした態度が身につき、嘗て何の問題も感じず自由に明るく話していた自分がはるか遠い世界の虚構に感じられて、大変侘しい気持ちでした。そのような気持ちになる時は決まって多数の人が集まり交流する社交的な場であり、その時外国語を流暢に操る外国人に混じってカタコトの言葉しか話せない留学生にでもなったような絶望感と孤立感いっぱいの気持ちでした。特に、話し相手が急いでいることを察して短時間のうちに簡潔に話をまとめなければならないときなど「早く、早く！　急いで話し終えて！」というサインを感じる状況（結局私が話し終える時にはすでに相手は立ち去り、会話は打ち切られている！）や、自分でも話が支離滅裂だと自覚しているときなどは「あなたの話は何のことかさっぱり訳が分からない！」と一方的通達を受けたように思い、ピシャリとこの先の会話を断たれたと感じた時はとても混乱します。そんな場面が実際あったのです。長く通って気心の知れたかかりつけの循環器内科医に、手元に残っている量との関連で当日これから先の分として処方してほしい薬の量についてしどろもどろで説明した時のことでした。医師から「さっぱりわからないよ！」と言われてしまい、奈落の底に突き落とされたような気持ちでした！私には左半球の論理的分析的機能の助けが必要なのでした！

談話の障害

失語症に加え、右半球損傷由来の非失語性コミュニケーション障害、いわゆる「談話の障害」も私の大きな問題でした。Dr．ペネロープ・マイヤーズ(2)によると、右半球損傷に伴う「談話の障害」は冗長で多弁な発話、話題が次々に飛ぶ、言われたことを文字通り真に受け、相手の状況を思いやることが難しいなどの特徴があります。

私の「談話障害」は構音障害と、失語に起因する文の構成障害、「聞き手が苛つくほど」のスロースピーチである上、呆れるほど回りくどく冗長で発話に時間がかかることが最大の難点でした。会長挨拶や講演時に話す内容を項目立てするのではなくいちいち原稿にして読み上げないと、短時間で要領よくまとまった内容が話せないのです。また、視界に入った刺激に即刻反応しがちな注意障害のために関心があちらこちらに飛び結果的にまとまりがない話し方になってしまいました。さらに、運転中の夫が「曲がるか直進か、曲がるなら右折か左折か斜めか目印は何か」など、この先の運転に必要なナビ情報に注意を向けて神経質になっている時にタイミング悪く話しかけてしまうので窘められたことも一度や二度ではありません。同じように、注意の赴くままに話題が次々に飛び、相手の状況を思いやりもせずに不適切な話題を選び、話すべきタイミングで話せない失敗を非常に多く繰り返しました。

極めつけは、発症後に行った夫の関係先での失敗は絶対許されない重要な講演で、話すべき内容の優先順位も考えずにあまりにたくさんの話題を詰め込み過ぎ、持ち時間をオーバーした苦い経験もあります。この講演の失敗で、私も多分に自信を失いましたし、夫にもきっと恥をかかせ迷惑をかけてしまったはずで、その後の私は自信と明るさを取り戻すために多大な努力と時間が必要でした。もちろん、多数の人が対象ではなく聞き手が一人だけの場合も同様で、自分の「談話の障害」のために往生したエピソードは数えきれません。「円滑な会話練習のためにまずは自主トレを」という動機はよいものの、話し出すと会話が違う方へ向かってしまい、相手から「とんでもないことをしでかしてしまった人」でも見るように冷たく見つめられる視線をたびたび経験し、自分でもこの事態にどう対

(2) ペネロープ・マイヤーズ著、宮森孝史監訳『右半球損傷　認知とコミュニケーションの障害』協同医書出版社、2007

処するべきかわからず、ただひたすら立ちすくむ始末でした。そんな時、まるで「都会の孤独」のような感慨がひたひた迫ってきて、我が身に降りかかった恐ろしい「談話の障害」を呪う日々でした。

話題提供のタイミングも重要です。私はあれこれ頭の中で考えている内容を急に前触れも説明もなく話し出すという傾向があり、しばしば夫を驚かせます。ある話題について話し出すとき、「〇〇の件なんだけれどね……」と言えばよいものの、それを忘れたせいで夫が理解できないのです。「何の話か分かるまでこんなに長くかかったよ」としょっちゅう窘められます。確かに、話題の転換も唐突で、注意を向けた先とともにポンポンと頻繁に移り変わります。このように、失語症のような「意味や喚語のレベル」での障害はないものの、軽度の「段落レベルの障害」、つまり「非失語性コミュニケーション障害」になった自分を感じます。

よいコミュニケーションというものは、関わる当人同士のインタラクション能力に左右されることをしみじみ感じます。そして、もし「キャッチボールの返球」に失敗すると、誤解や理解不足を招くのだなあ、と実感する場面も多数経験してきました。そうなると、当然のことながら会話はうまく続きません。聞き手は思いがけない局面に驚き、話し手は自分の言葉が招いた恐ろしい状況に恐怖を感じ、無意味な沈黙が流れます。そこに、相手と自分の気持ちをほぐす決め手の一言が欲しいところです。

さて、以下は最近夫と私や身近な人々との会話で私が気になった状況を羅列したものです。みなさんの参考になるかどうか定かではありませんが、とりあえずざっと読んでください。

X. 不自由になる「言語」を考えるヒント

Yes／noの真意：

失語症の重い人に対し、はい・いいえで応答できる形で質問することが薦められています。この2つは簡潔に自分の意図を伝えられる必殺技ですから、自分の想いをうまく伝えられない失語症当事者にとって大変便利なのです。でも、それでは十分に話し手の真意を伝えられない場合があることに、今回私は当事者になって初めて気づきました。

たとえば、「今度の同窓会に行かない？」と聞かれた私は「うん！」と答えました。私の真意は伝わったでしょうか？　私は「うん、行く！」と答えたつもりでした。私は生育環境により英語的発想が身についており、否定形で問われると応答形式もそれに続く肯定否定の文意に揃えることに馴れています。「うん！」

と答えた私の意味する行動は、「うん、行く！」か「いいや（ｎｏの意味）、行かない」のいずれかになりますが、否定形で聞かれたので私はこれに続く文意と一貫させて肯定形で応えたつもりでした。ところが、日本語では英語のｙｅｓ／ｎｏでの答え方が私とまるで逆なので混乱が生じてしまいます。こうした困りごとに懲りて、私は日本語での会話の際には英語的発想を用いずに、その意図を明確に伝えられるように文章の形にして慎重に気をつけて話そうと思っています。

ＴＰＯをわきまえて

私たちの会話ではないのですが、仲間から公的機関の行事開催のご案内が送られてきました。読んでみると、敬語の使い方がめちゃくちゃでした。自分たちのことなのに、敬語で表現している箇所もあり、そうではない箇所もあり、この仲間がどのように人間関係を捉えているか聞いてみたいような文体でした。あまつさえ、身内のことを私に話すときに「さん付け」（例：「父」と呼ぶべきところを「お父さん」と表現）を使っていた知人もいました。これらは極端な例ですが、多くの人の目に触れる公的文章はＴＰＯをわきまえた表現を使わなければならないな、と思いました。

思わず笑うカタカナ立て看

もうかなり昔のこと、ハワイに出かけたとき、お店前に掲げられていた「ガソバル」「マッサーヅ」という看板に私たちは思わず目を見張り、次の瞬間書かれた文を読んでみて笑い出しました。どうやら、日本語を知らないと思われるお店のご主人が「日本語が書ける」というふれこみの現地の日本人アルバイト学生に頼んで日本人観光客受けするようなキャッチフレーズを書いてもらい、その手本を真似して立て看を作ったようで、ンをソに、ジをヅにというようなどちらも形の似たカタカナの文字の加工が微妙に違っていました。これは音声言語（会話）ではなく文字言語（読み書き）の側面です。私も由理さんを由里さん、惠子さんを恵子さんと書き誤ることがありました。子どものこの先の幸せを願って命名した親御さんに申し訳なく思います。漢字と仮名がある日本語の場合は、気づかずこのような間違いを犯して大変失礼をすることがあるので要注意です。日本語ではなくても、形のよく似た外国語の文字の読み書きに際し、こうした間違いを犯しがちだと思います。こんな笑い話で済む場合はともかく、文字の誤り（たとえば名前）の場合は国際問題にも発展しかねませんので、気をつけたいものです。

時にはオノマトペ

私は自分の意図が正確に伝わっていないと感じる時、オノマトペを多用しました。「ワクワク」「ドキドキ」「ワンワン」「ニャーニャー」「しとしと」「シクシク」「キラキラ」「ふわふわ」などの擬音語擬声語擬態語です。オノマトペは同じ音列を複数回繰り返すことが特徴で対象のイメージを喚起し会話に挿入されると意味理解を促進し話し手聞き手双方の気持ちを和らげる効果があります。また、「コロコロ」と「ゴロゴロ」のように、同じ転がる状態を表すにも濁音の有無で主体の大きさの違いを感じとれるため、一時期その効果を実感した私はうまく伝えられない不便さをオノマトペで解決しようとしたのです。考えてみると、このようなオノマトペは大変に素晴らしいものです！　しかし、「やさしい日本語」推進者のYさんによれば、「やさしい日本語」ではオノマトペ使用回避が薦められているのは残念なことです。

アナグラム使い

これも音韻の話ですが、札幌時代、現地の友人が息子と同年代のお子さん連れで遊びに来られた際、毎回「どうもおさがわせしました」とお帰り時ご挨拶をされるので、聞く私はおかしな違和感を抱いたものでした。じっくり語源を考えたら「騒がせる」の丁寧表現とわかるのに、なぜかそのお母さまは音の順番を間違えて覚えていたようです。ずっと後になって「ははーん、アナグラム！」と気づき、自分でも頭の体操として楽しめるようになりました。

アナグラムは単語の文字の順番を入れ替えて別の意味の言葉にするいわば「言葉遊び」の類です。その例としてすぐ思いつくのは名古屋の郷土料理「ひつまぶし」を「ひまつぶし」とすることです。こうして遊んでいると、おすましの機会に思わず口を衝いて出てしまって恥をかくことになるかもしれません。子どもの頃よくやった「手袋を逆から言ってみて」と言い「ろくぶて」と返すと6回ぶたれる遊びも、ある意味でアナグラムの仲間と思います。読者のみなさんもこれを使ってちょっと遊んでみてはいかがでしょうか？

自動詞的表現と他動詞的表現

ただいま夫と私は夫婦二人暮らしで、どちらかが生活上の何らかの不都合を発見すると自分がやっていないときには相手の責任になるわけで、それがきっかけで、平穏な毎日の生活に時ならぬ夫婦喧嘩が勃発します。時々以前飼っていた犬のチップを第三者として会話に入れて「悪いのはチップだ！　チップのせいだ！」などと犬にまで責任を押し付け合う場合もありますが、ほとんどは夫婦間の協議で危機を乗り越えています。よくよく考えると、そのような二人の考え方の齟齬は発症後出現した私の「相手が言ったことをその場で理解できず、瞬時に反応できない」という反応様式に夫が慣れず、以前同様の「打てば響く」ような反応を期待していることが原因かもしれません。さらに、以前の反応様式に関連して言えば、私は効率を重視するあまり何か行動に移すずっと前から準備することが習慣化しており、例えば自宅に到着するずっと前の下車駅で電車を降りる頃から家の鍵をハンドバッグから取り出しておくなど二人の考える適正なタイミングが大幅にずれており、それが夫には目障りなのかもしれません。また、自分の気持ちをうまく言葉で表現できないために、言うこととやることの間にギャップがあることも気になるようなのです。言葉に関しては自主トレで回復が期待できますが、反応様式のギャップに対する夫の反応は私にとって寂しいと感じるのは、あまりにも贅沢すぎるのでしょう。

そのような場合、例えば夫が買ってきて焼いてくれた最高級食材が床に落ちて食べられなくなった場合、私の箸遣いが悪くて箸から滑って、「自然に落ちた」（自動詞的表現）か、満腹の私が食べたくなくて「故意に落とした」（他動詞的表現）かを巡って思惑の違いが生じるのもごく自然です。「落ちた」という自動詞的表現を使うか「落とした」という他動詞的表現を使うか、という議論が持ち上がります。何と言っても私たちは単語の高低アクセントのような些細な問題まで も辞書で解決するような言葉大好き人間なのですから。

私の発症前は常時言い負かされ私の滔々とした弁論にたじたじだった夫ですが、発症後に私が発話障害を持つようになって「優位性奪還」に成功して内心喜んでいた時期が少しだけありました。しかし、その後私の発話能力が改善するにつれ、最近勝率が低迷しているご様子。おそらく、言葉の使い方にも夫婦の力関係が影響するのかもしれませんし、その点においてもバランスが必要に見えます。そのうえで、夫は毎日書いているブログに自分が知っている難読熟語を受け狙いでさりげなく挿入して、私が「なんて読むの？」と聞くと、見事に「ドヤ顔」で知識をひけらかすのです。夫婦間のこの「見えない闘い」は私たちが生きる限りこの先ずっと続いていくことでしょう。

早口言葉が苦手な構音障害

以前は滑舌良好で早口も苦にならなかった私ですが、舌の麻痺による構音不明瞭にはほとほと悩みました。急性期病院で思いがけず構音障害（おそらくＵＭＮディサースリアという種類の運動障害性構音障害）を経験した私は舌の運動や発声・呼吸などを繰り返しトレーニングする「夜中の特訓」と名付けた構音器官の筋力トレーニングを毎晩続けました。そんな涙ぐましい努力は15年経過する現在でも、ほとんど報われてはいません。神経研時代ボルチモアのジョンズホプキンス大学に招かれ英語で講演したほどの私ですが、日本語でも明瞭な会話が難しいのに英語でのスピーチはますます苦手で、後日外国に行った折現地の人と英語で日常会話しなければならなかったときには、言いたい内容がほぼ伝わらず意思疎通にとても苦労しました。

今日までの経過中に不明瞭な構音を克服するための自主トレを幾度となく繰り返してきましたが、最近「左折禁止車線」という表現がニュースで流れ、私の教材リストに新たに追加されました。この表現は私が苦手とする「17時22分」のような摩擦音を多く含む表現なので、私の絶好の苦手構音克服用教材になっています。

XI．当事者として

マトモな人間扱いされないこと

「言葉を話す」ことに関連して、大変悔しい思いをしたことは、意図した内容を頭の中で考え考え作るために反応が遅く、会話についていけず、適切なタイミングや形で構成できないと、マトモな人間扱いされない雰囲気が一気に高まることです。今でこそ、少しは正常化されてはいますが、相手が明らかに「気でもおかしくなったんじゃないの?!」と心の中で思っていることを感じとると、自分の価値が貶められているように感じられ、とても寂しく悲しい気持ちになります。これは、レヴィ小体型認知症と診断された私の母が以前「犬が木の上に巣を作っている」と言い出した時に周囲が感じたことと通じるように思います。このとんでもない話に、周囲は目を丸くし、母は次第に「オトナの」会話から外されていきました。同様に、ハワイバカンス滞在中のコンドミニアムで「隣の話し声が聞こえる」と言った私に、部屋にいた全員から「とうとう始まったか！」というような表情をされ、とても寂しくネガティブな気持ちになったことを覚えています。よりよいコミュニケーションのためには、相手を一人前の人間と認め、真摯に対応する態度が重要と思います。

その他の症状

幸い、私は多くの人が苦労する記憶の障害は残っておらず、最近は単なる「加齢による物忘れ」に悩まされています。時に、人や団体の名前などの固有名詞を思い出せず、「あれ、あれ」を連発します。また、たった今食後の薬を飲んだかどうかも覚えておらず、しばらく前にした会話内容も忘れており、メモや「指さし確認」など何らかの対策を講ずる必要を感じています。そして、注意障害が軽度ながら足を引っ張っていることは、既に述べた通りです。

また、発症前にも増してこだわりが強くなった気がします。こだわりは自覚できるので、そのような言動が自分に見られたら、よほどの場合以外は自分なりにコントロールすることにしています。さらに、「すぐ怒りの感情が出てきてしまう」易怒性と呼ばれる症状があるので困ります。それを抑える「6秒ルール」などのアンガーマネジメントについての知識の獲得が必要かもしれません。また、細部にこだわることも増えました。例えば、時間や年齢・身長・体重など、数に関する会話中、正確な表現に拘るというのも、右半球症状の「部分と全体に関する問題点」と思います。

最後に、何についても中途半端になることが増えました。それまでしていた行為を途中で放り出して、次の行動に移るのも問題です。例えば、ダイニングテーブルでコーヒーを飲んでいたら、読みかけの本のことやパソコンで検索したいワードのことを思い出したとします。書棚から本を取り出しパソコン検索画面を立ち上げ、テーブルに戻ると、コーヒーはカップの中に残っており、自分が飲み残していたことに気づきます！　なんということでしょう。なんでも私はやりっぱなしです。その調子でパソコン周りには読みかけの本や届いた雑誌、参考資料が堆く積まれる結果となってしまいます。

以前はマルチタスクを同時並行で効率よくこなせることを誇っていたのですが、発症後に複数のやるべきことを思いついたら、複数同時に行うのではなくそれぞれを一つずつ完了してから次の事に移るように心がけています。

注意障害も日常生活に影響する要因でした。私の注意障害は、多数の刺激の中から一つの特定の対象を抽出することができないという選択的注意の障害であり、また前述の発話をはじめ様々な行為の障害に密接に関係している様子で、解決に至るのは楽ではありませんでした。

また、情動失禁もあり、賛美歌を聞いても涙、結婚式に出ても涙、感動的な映像視聴後にも涙、で恥ずかしいやら困ったやら。涙腺崩壊は加齢現象ということにしてこれまでのところ何とかやってきましたが後遺症か加齢現象か、真相は不明です。本当のところはどうでしょうか。

遂行機能障害

私は複雑な内容の作業をする前に準備しておかないと、手順が抜け落ちがちで効率的に一連の手続きをこなせないことが日常生活でよくあり、発症前とは違う要領の悪い自分を自覚します。ほとんどの場合、それは急いでいる時や精神的に余裕のない状況で生じますので、手前で時間的余裕を作りじっくりゆっくり適切な順序を踏んで行えば、大きな問題とはならないはずです。しかし、要領の悪さは毎日の生活で露呈する問題で、いつか大きな失敗に結びつく可能性はゼロではありません。

夫のこと

夫は神戸大学退職後の毎日の自宅での生活で、陰に陽に私を支えてくれた「影の支援者」です。時々思い込みによる小さな諍いはありましたが、それにしても互いに善意からのことゆえとわかります。神戸でのサ高住生活時代ではあれほどミスだらけの毎日だったのに、夫が退職し主夫として支えてくれるようになってから、私の毎日は快適でほとんどミスがありません。時々食事時に食べこぼしをする程度です。それは夫が私の着席位置を調整してくれ、椅子の高さをテーブルの高さとの兼ね合いで整え、食器を載せる台を常備して口元に近い位置にお皿類の配置を調整してくれるからこそうまくいくのであって、そのような配慮がなければ、私は不便なことが多数あり、一日たりとも笑顔で過ごすことはできなかったと思います。お互い、ほんの少し思い込みを減らし行き違いをなくす努力をすれば、相性ピッタリの二人になれることと思います。思い起こすと1978年2月の結婚以来、実に46年間互いに敬い信頼し尽くしてきた私たちです。最近、夫がよく忘れるようになってこの先が心配ですが、朝起きたとき夜中のうちに死んでしまわず元気に朝を迎えられたことを感謝し、食前にそれまで過ごした時間の無事を感謝する祈りをし、荷物が重ければ持ってくれ雨が降れば迎えに来てくれて、生活全般につき細やかに気を配ってくれる夫のこれまでのサポートに心から感謝しています。

何をするのでも夫の軽妙洒脱な言動が潤滑油です。日々何らかの笑いを届けてくれます。先日も、ほぼ毎日通っているスポーツクラブでジムの一角が何らかの工事中だったのですが、何か貼りだされていた表示を読んだ夫がボソッと「スポーツクラブ内では飲食禁止じゃないの？」と言いました。あとで何が書いてあるかと確認したら、「ピラティス」という表示！　夫は「ピラティス」と「ティラミス」を取り違えたようなのでした。このような笑いを届けてくれる夫は、本当にほのぼのした温かい人です。

最近の調査[1]（リクルート「夫婦関係調査」２０２１）で夫が外で自分の配偶者を何と呼ぶかを聞いた結果があります。第1位は嫁・嫁さん（29・8％）、次は名前（13・5％）、3番目は妻（13・1％）、その次は奥さん（9・9％）、かみさん（7・0％）、と続き最後は家内（6・1％）だったそうです。私は奥さんや家内と呼ばれることは好みません。妻という人は、家の奥にいる存在ではなく、できれば前に出て自分の個性や意見を主張し、夫婦はともに信頼しつつ支え合う存在でありたいと思うからです。夫は私を「連れ添い」とブログで呼んでくれているので、私は満足です。そして、互いに年を重ねて腰が曲がってもともに白髪になるまで仲良く連れ添えるベターハーフとして「生かされ」たいと願っています。私の発症以来夫が私にしてくれた日々の気遣いに心から感謝❣

（1）リクルートブライダル総研 https：//souken.zexy.net/research_news/partner.html

おわりに

最近の研究(1)で就労世代において、血圧が正常よりほんの少し高い程度の人も脳卒中や心筋梗塞発症の危険性が正常血圧の人に比べて2倍近くあるそうです。要するに、「ひとごとではない」ということ、脳卒中は誰もがなる可能性の高い病気だということです。

しかも、脳卒中になり後遺症を抱える生活は、風邪や骨折のようにじっとおとなしく待っていればすぐ治るような生易しいものではなく、残りの人生をかけて自らも闘わなければならない、とてもとても、とても厳しいものです。私は脳卒中発症直後にあまりに辛い予想外の症状に驚き先の心配をする当事者を何人も経験しました。多くの病気仲間は時に落ち込んだり鬱に悩んだりしたようです。中には急性期病院を退院する頃には症状も落ち着き、何事もなく笑顔で退院できると思い込んでいる人もいて、その安易で短絡的な期待が私を驚かせています。

しかし、現実を知っている私は、無事に過ごせた日々の生活に感謝しこれから先への希望を持ってこれまでの日々を過ごしてきました。はた目からは大したことのように思えない後遺症の辛さとも人知れず闘ってきました。その一つ、脳卒中経験者によくみられるという巻き爪の痛みは実に強烈で、歩くのも辛い症状でしたので、当人の痛みを理解せず自分の良いと思う治療をする医師に頻繁にぶつかり私には恨み深い皮膚科の医師が大勢います。生まれてこの方、正常発達を辿り、言葉を身につけ、自由に心身を動かした経験をした者にとって、人生の途上で全身を揺さぶるような重大な病気になり、その後遺症の「思い通りにはならない」状態が当事者の最大の苦しみと思います。

当事者の苦しみを想像し、自らも実際にその状態になった自分を他者の目で想像しその人の苦しみに共感することが「洞察」であると思います。我が身を振り

（1）Keisuke Kuwahara, Takayoshi Ohkubo, Yosuke Inoue, Toru Honda, Shuichiro Yamamoto, Tohru Nakagawa, Hiroko Okazaki, Makoto Yamamoto, Toshiaki Miyamoto, Naoki Gommori, Takeshi Kochi, Takayuki Ogasawara, Kenya Yamamoto, Maki Konishi, Isamu Kabe, Seitaro Dohi, Tetsuya Mizoue. Blood pressure classification using the Japanese Society of Hypertension Guidelines for the Management of Hypertension and cardiovascular events among young to middle-aged working adults. Hypertension Research, 2024

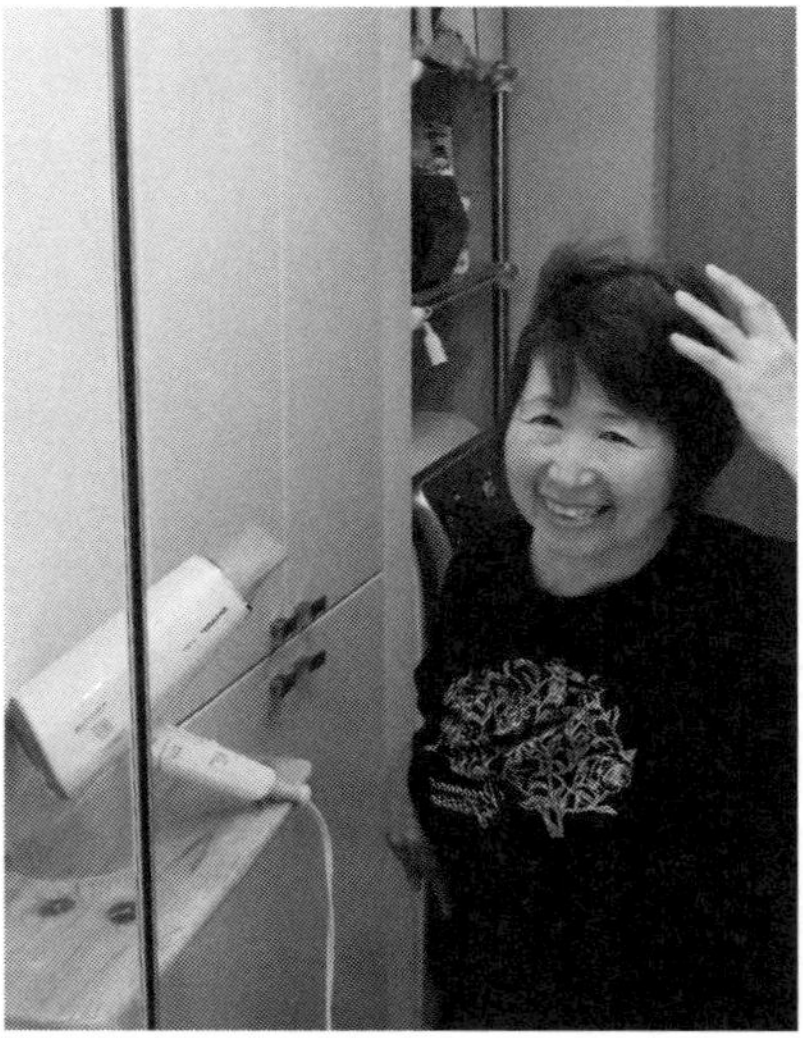

夫の工夫（板設置とドライヤー固定のおかげで私が乾髪できる装置）

返ってみると、私はもともとこの領域の知識を持っていたうえ、それらを自分にあてはめ活かし、多くの人とつながって意見交換し、周囲からも深い「洞察」と「共感」とともに受けいれられ、仲間同士で信頼に結ばれ励まし合って、まさに「生かされて」来た気がします。

私は「発症前の自分や他者と今の自分とを比較しないこと」に気をつけてきました。過去の自分との大きなギャップは、多くの当事者が苦しんでいる点だと思います。発症後に話せない、歩けない、考えられない、覚えられない自分に気づいて愕然とする当事者も一人や二人ではありません。大きな脳の病気をしたのですから、何らかの能力が落ち発症前とは全く異なる「ダメな自分」を発見するのは当然です。発症後が様々な面で最も重度の状態ですから、そこから日に日によくなっている自分に気づき、新しく生まれた自分に感謝するべきなのでしょう。また、同じように障害を持った他者との比較も当事者が行いがちな問題点です。同一条件で生まれた新生児の生後の発達には個人差がありますので、「人は人、自分は自分」でマイペースを守り、人のことを気にせず比較せず前進できたらステキです。とにかく、最悪条件で2番目の人生を始めた私がこれまで再発もせず、周囲に大切にされて笑顔で毎日を過ごせてきたことに感謝しています。執筆期間中、自分が倒れ最後まで書き終われないのではないか、朝起きたら問題が起こって救急搬送されるのではないか、と何度も不安に思いました。しかし、前述のように健康的な日々を過ごせ、私のこれまでの経験を集大成して本書のような書籍にできたこと自体が感謝すべきことであり、本書が発症後の期間にかかわらず私と同じような後遺症にもがいておられる方々の希望となりますよう祈っています。

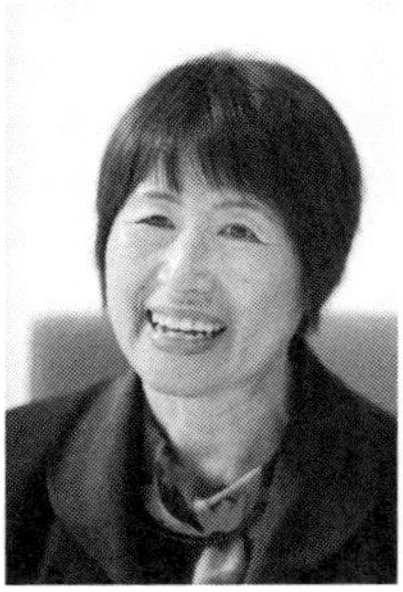

〈著者紹介〉

関啓子（せき けいこ）

東京都渋谷区生まれ。アメリカで生まれ育った両親のもとで自主独立的生き方を身につける。臨床歴40年の言語聴覚士（ST）・医学博士。国際基督教大学（ICU）時代に失語症と出会い、その専門家志望を決意。1976年、同大学卒業。スペイン留学・社会人経験を経て1983年、国立障害者リハビリテーションセンター聴能言語専門職員養成課程卒業。東京都神経科学総合研究所（神経研）・中村記念病院（札幌市）を経て神戸大学医学部保健学科・大学院保健学研究科教授。神経研時代、後日ライフワークとなるメロディックイントネーションセラピー（MIT）を知り、その日本語版（MIT-J）を開発。所属学会は日本高次脳機能学会特別会員、日本脳損傷者ケアリング・コミュニティ学会（ケアコミ学会）理事。2009年7月、心原性脳塞栓症を発症。後遺症として左手足の運動麻痺・感覚障害の他、失語症・重度左（半側空間）無視等多彩な高次脳機能障害を経験。短期間で現職復帰した神戸大学を退職後の2013年、三鷹高次脳機能障害研究所を設立、所長に就任（現在相談業務のみ受付）。2020年（一社）日本メロディックイントネーションセラピー（MIT）協会を設立、同協会会長に就任。現在、MITの普及・研究を目的に活動中。その他著者詳細はWikipedia関啓子（言語聴覚士）に収録。

本書はST国家資格化以前から失語症のリハビリ専門家を目指しひたすら失語症者の生きづらさ解消に尽力してきたSTが、極めて高い致死率で知られるタイプの脳卒中に襲われたことに端を発する物語である。同時に、脳卒中発症15年後の現時点において、過去を俯瞰し思いをまとめた自伝的ST人生の総集編でもある。対象としてきた障害を自身でも経験したことにより始まった「当事者セラピスト」として新しい人生が未知の経験と密な人的交流によって拓かれ、磨かれ、苦闘の末発見した新たな境地が述べられている。ST志望当初からのあらゆる出来事がまるで予め準備されたジグソーパズルのピースのようにぴったりはまって一幅の絵を構成しているように思えたことが強力な執筆動機で、本書表紙装丁にもそれが示唆されている。本書を不安と悩みの中にいるすべての脳卒中当事者とその支援者に贈りたい。

著書：

『失語症を解く 言語聴覚士が語ることばと脳の不思議』人文書院、2003

『「話せない」と言えるまで 言語聴覚士を襲った高次脳機能障害』医学書院、2013

『まさか、この私が 脳卒中からの生還』教文館、2014

脳卒中《のうそっちゅう》が拓《ひら》いた私《わたし》の人生《じんせい》
～社会参加《しゃかいさんか》を目指《めざ》した言語《げんご》聴覚士《ちょうかくし》の物語《ものがたり》～

2024年12月20日　第1刷発行

著　者　　関啓子
発行人　　久保田貴幸

発行元　　株式会社 幻冬舎メディアコンサルティング
〒151-0051　東京都渋谷区千駄ヶ谷4-9-7
電話　03-5411-6440（編集）

発売元　　株式会社 幻冬舎
〒151-0051　東京都渋谷区千駄ヶ谷4-9-7
電話　03-5411-6222（営業）

印刷・製本　中央精版印刷株式会社
装　丁　　立石愛

検印廃止

Printed in Japan
ISBN 978-4-344-69191-9 C0095
幻冬舎メディアコンサルティングＨＰ
https://www.gentosha-mc.com/